Carl Georg Lange

Über Gemütsbewegungen

Eine psycho-physiologische Studie

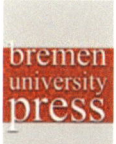

bremen university press

Carl Georg Lange

Über Gemütsbewegungen

Eine psycho-physiologische Studie

ISBN/EAN: 9783955620615

Auflage: 1

Erscheinungsjahr: 2013

Erscheinungsort: Bremen, Deutschland

@ Bremen-university-press in Access Verlag GmbH, Fahrenheitstr. 1, 28359 Bremen. Alle Rechte beim Verlag und bei den jeweiligen Lizenzgebern.

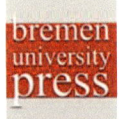

bremen
university
press

UEBER

GEMÜTHSBEWEGUNGEN.

EINE PSYCHO-PHYSIOLOGISCHE STUDIE

VON

DR. C. LANGE,

PROFESSOR DER MEDICIN IN KOPENHAGEN.

AUTORISIRTE UEBERSETZUNG

VON

DR. H. KURELLA,

PRAKT. ARZT.

LEIPZIG.

VERLAG VON THEODOR THOMAS.

1887.

Inhalt.

Einleitende Bemerkungen.

Kant bezeichnet an einer Stelle seiner „Anthropologie" die Affecte als Krankheiten des Gemüths.

Für den grossen Denker erscheint das Gemüth nur gesund, so lange es unter der absoluten und unangefochtenen Herrschaft der „Vernunft" steht; Alles, was daran rüttelt, wird in seinen Augen etwas dem Individuum Schädliches, etwas Abnormes.

Einer mehr realistischen Psychologie, die kein abstractes Menschen-Ideal kennt, sondern „die Menschen nimmt, wie sie sind," muss es als eine sonderbare Seelenlehre, eine arme Auffassung des Menschen erscheinen, die Kummer und Freude, Mitleid und Zorn, Trotz und Demuth als Zustände betrachtet, die dem seelengesunden Menschen fremd sind, als etwas, wovon man absehen muss, wenn man das eigentliche Wesen der Menschen-Natur erkennen will; — eine Einschränkung des Gebiets unseres Seelenlebens, welche die Kraft das Grosse zu bewundern, am Schönen sich zu freuen, durch das Unglück gerührt zu werden, zu etwas Krankhaften macht und den gesunden, normalen Menschen nur in dem unerschütterlichen Rechenmeister sieht, für den jeder Eindruck nur den Antrieb zu einem Vernunftschluss giebt; — eine wunderbare Anschauung von dem Wechselverhältniss der seelischen Kräfte, die nur etwas Zufälliges in Dem sehen will, was im Seelenleben der meisten Menschen eine weit grössere und entscheidendere Rolle spielt, als die gesunde Vernunft, und im weit höheren Grade als diese nicht nur das Schicksal der einzelnen Menschen, sondern das der Völker, der ganzen Menschheit lenkt.

Und wer würde wohl das kranke Gemüth zu heilen wünschen, wenn man damit dem Menschen Alles rauben wollte, was ihm sympathisch macht oder Alles was ihn befähigt, mit seines Gleichen Kummer und Freude zu theilen, sie zu bewundern oder zu hassen? Nein, so wahr es ist, dass wir die Leidenschaften dort fern halten müssen, wo es einen ruhigen Ueberblick, eine klare Erkenntniss, ein unbestochenes Urtheil gilt, ebenso unzweifelhaft ist es, dass wir den nicht für einen wahren, gesunden und ganzen Menschen halten können, der nur denken, erkennen und urtheilen, aber nicht leiden, fürchten und frohlocken könnte, selbst wenn das hier und da zu Ungunsten seiner Erkenntniss und Urtheilskraft geschehen sollte.

Die Gemüthsbewegungen sind nicht nur die wichtigsten Factoren im Leben der einzelnen Menschen, sie sind überhaupt die gewaltigsten Naturkräfte, die wir kennen. Jedes Blatt in der Geschichte der Völker wie in der des einzelnen Menschen zeugt von ihrer unbezwinglichen Gewalt.

Der Sturm der Leidenschaften hat mehr Menschenleben gekostet und mehr Länder verheert, als Orcane, und ihre Fluth hat mehr Städte weggespült, als die des Wassers. Es muss uns daher wunderbar genug vorkommen, dass man sich nicht eifriger bemüht hat, ihre Natur und ihr Wesen kennen zu lernen. Während man sich sonst den grossen Naturkräften gegenüber auf das Aeusserste bemüht, Einsicht in ihre Ursachen und ihre Wirkungsweise zu gewinnen, um sie soweit als möglich zu beherrschen, hat man das Studium der grössten von Allen, die uns zugleich höchst innerlich und persönlich angehen, so sehr versäumt, dass wir kaum sagen können, die oberflächlichste Einsicht in ihre näheren Bedingungen und ihr wahres Wesen zu haben.

Es soll in dieser kleinen Abhandlung durchaus nicht versucht werden, eine vollständige Darstellung der Physiologie der Gemüthsbewegungen, oder auch nur eine allseitige Uebersicht ihrer verschiedenen Hauptmomente zu geben. Sie beschränkt sich durchaus auf eine Seite des Problems. Ihre Entstehung stammt zunächst aus dem Bedürfniss, mich selbst wesentlich zu practisch-medizinischen Zwecken, über das Verhältniss der Gemüthsbewegungen zu körperlichen, theilweis krankhaften Erscheinungen aufzuklären und dieses Verhältniss womöglich in präciserer, mehr physiologischer Weise, als bisher geschehen ist, zu ermitteln.

Wie das ja oft vorkommt, wurde ich indess im Verlauf der Arbeit weiter geführt, als es in meinem ursprünglichen Plan gelegen hatte.

Eine etwas eingehendere Beschäftigung mit dem Gegenstande führte nämlich sehr bald zu der Einsicht, dass die Aufgabe, wie ich sie mir in Uebereinstimmung mit der landläufigen Psychologie gestellt hatte, nämlich zu bestimmen „welche Einwirkungen die Gemüthsbewegungen auf die körperlichen Functionen haben" — nicht nur grosse Schwierigkeiten darbot, sondern ganz unlösbar war, einfach deshalb, weil die Fragestellung eine ganz verkehrte war.

Es zeigte sich bald als nöthig, dass, um zu einiger

1*

Klarheit über den Gegenstand zu gelangen, die Sache im weiteren Umfange behandelt werden musste, namentlich weil der Ausgangspunkt, der Begriff „Gemüthsbewegung" ohne jede wissenschaftliche Bestimmtheit ist, zum mindesten dann, wenn man strengere Anforderungen stellt als die, mit denen sich die rein speculative Psychologie begnügt.

Was ist eine Gemüthsbewegung? Es sollte, so hoffe ich, das Endergebniss dieser kleinen Studie sein, diesem Begriff einen mehr positiven und klaren Inhalt zu verschaffen, als er bisher besessen hat. Aber schon gleich beim Beginn stösst man auf das Bedürfniss, für das vorläufige Verständniss eine Art teritorialer Abgrenzung des Begriffs „Gemüthsbewegung" vorzunehmen, denn weder der populäre noch der wissenschaftliche Sprachgebrauch giebt uns vor der Hand eine solche, jedenfalls keine, die allgemein anerkannt ist. Wenn wir sagen, dass wir uns hier mit den Affecten beschäftigen wollen, so ist damit das Gebiet unseres Gegenstandes nicht sonderlich scharf bezeichnet.

Ich meine damit nicht, dass es schwer wäre, alle Erscheinungen aufzuzählen, die unter diesem Thema begriffen sein könnten, alle die verschiedenen Arten von Affecten; das ist mir soweit gleichgiltig, als ich nach keiner Vollständigkeit in dieser Hinsicht strebe — wenn hier überhaupt von Vollständigkeit die Rede sein könnte; im Gegentheil denke ich, wie das weiter unten sich zeigen wird, mich sehr einzuschränken. Es ist jedoch von einiger Wichtigkeit, mit einem möglichst reinen Begriff zu thun zu haben; ich meine damit einen Begriff, der nur, physiologisch betrachtet, gleichartige Erscheinungen umfasst. In dieser Beziehung kann man, wie gesagt, von nichts

allgemein Giltigem ausgehen. Sowohl in der Umgangs-
sprache, wie in der wissenschaftlichen Psychologie fliessen
heterogene Begriffe in Folge einer gewissen Familienähn-
lichkeit mehr oder weniger ineinander. Kummer, Freude,
Furcht, Zorn und dergleichen auf der einen Seite und
Liebe, Hass, Verachtung, Bewunderung etc. auf der anderen
sind offenbar zwei Gruppen von Phänomenen, die in psychologischer Beziehung auseinandergehalten werden müssen.
Nur für die erste Gruppe will ich hier die Bezeichnung
„Gemüthsbewegungen" beibehalten, während .die anderen
Leidenschaften, Gefühle, oder wie man sie sonst nennen
will, bleiben.

Aber die Grenze zwischen diesen beiden Begriffen
ist niemals scharf gezogen worden*), obgleich es schwer
zu erklären ist, dass nicht wenigstens die wissenschaftliche
Psychologie das Bedürfniss nach einer genauen Abgrenzung
empfunden hat.

Denn es ist durchaus nothwendig, wenigstens wenn
man sich mit der Physiologie der hierher gehörenden
Phänomene beschäftigt, sie von einander zu trennen, so
gut es sich thun lässt**). Wir dürfen Dinge, wie Schreck,
Wuth, Freude nicht zusammenwerfen mit Neid, Liebe,
Freiheitsdrang etc. Der Unterschied zwischen diesen
beiden Gruppen liegt nicht allein darin, dass die letzte
viel complicirter und aus verschiedenartigen Seelenbe-
wegungen zusammengesetzt ist, so dass namentlich auch
.Bewegungen im Vorstellen, Reflexion, eine Rolle in ihrer
Entstehung spielen***), sondern auch in den Bedingungen
für ihre Entstehung sind sie ebenfalls complicirt und

---

*) S. Addenda 1.
**) S. Addenda 2.
***) S. Addenda 3.

heterogen. Gemüthszustände wie Liebe, Hass, Bewunderung etc. sind aus einem ganzen Complex psychischer Phänomene gebildet, in welche Gemüthsbewegungen wie Freude, Zorn, Furcht etc. als einzelne Elemente eintreten können, während diese selbst einzelne, einfache Phänomene sind.

———

Eine erheblich grössere Schwierigkeit tritt uns entgegen, wenn wir den Umfang der einzelnen Gemüthsbewegungen bestimmen wollen, die Begriffe Kummer, Freude etc. zu umgrenzen suchen, so dass wir eine Richtschnur dafür haben, welchem Affect wir jeden einzelnen Fall einer Gemüthsbewegung, mit dem wir zu thun bekommen, zurechnen sollen; und dies scheint ja die Aufgabe zu sein, welche sich uns unmittelbar ergiebt, wenn man die verschiedenen Gemüthsbewegungen zu bestimmen sucht oder sie überhaupt einer wissenschaftlichen Untersuchung unterwerfen will. Was ist Freude? Was ist Schreck? Selbst wo man auf ein exacte Behandlung der Psychologie ausgeht, scheint man — in neuerer Zeit wenigstens — die Beantwortung einer solchen Frage für ganz überflüssig zu halten[*]).

Man betrachtet die Sache auf der einen Seite als etwas unmittelbar Einleuchtendes, Etwas, was keiner näheren Bestimmung bedarf, da Jeder aus eigener Erfahrung genügende Aufklärung erhalten kann, — „jeder Mensch weiss ja doch, was Freude und Kummer sind." —

———

*) S. Addenda 4.

oder auf der andern Seite als etwas so Subjectives, dass
es sich jeder Definition entzieht, ebenso wie die Farben-
wahrnehmung blau oder roth. Aber so lange man es bei
einer so rein subjectiven Auffassung der Gemüthsbewegungen bewenden lässt, ist natürlich eine wissenschaftliche Untersuchung ihres Verhaltens unmöglich.

Kein Gegenstand kann wissenschaftlich behandelt
werden, wenn er nicht objective Merkmale besitzt,
über deren Beschaffenheit die verschiedenen Unter-
sucher einig sind oder einig werden können, und welcher
somit ein Gegenstand für eine gemeinsame Auffassung
und Verständigung werden oder doch diskutiert werden
kann; was sich, wie Farbenwahrnehmungen oder die
Empfindung von Schreck oder Zorn, aller Discussion
entzieht, liegt damit ausserhalb des Gebiets der Wissenschaft. Das Studium der Farben hatte so lange nichts
mit der Wissenschaft zu thun, als der Einzelne nichts
anderes von ihnen kannte, als die Wirkung, die sie persönlich auf ihn machten; die wissenschaftliche Farbenlehre
entstand erst, als endlich eine objective Eigenschaft, die
verschiedene Brechbarkeit der Farbenstrahlen, von Newton
entdeckt wurde, und ganz ebenso werden sich die Gemüthsbewegungen so lange einer wissenschaftlichen Untersuchung entziehen, bis man ihre objectiven Kennzeichen
hervorhebt und an ihnen seinen Ausgangspunkt nimmt.

Dass sich bei den Gemüthsbewegungen solche einer
objectiven Untersuchung zugänglichen Vorgänge finden,
ist nun an und für sich bekannt genug. Dass ein Mensch
sorgenvoll oder heiter ist, geängstet oder erzürnt, das ist
nicht bloss ein Gegenstand seiner eigenen, subjectiven
Wahrnehmung, sondern giebt sich der Umgebung in der
Regel leicht zu erkennen durch allerlei unwillkürliche,

körperliche Erscheinungen, die Hand in Hand gehen mit
den eigentlichen Gefühlen von Angst, Freude etc. bei den
Betreffenden selbst. Insofern ist ja ein stärkererer Affect
vor aufmerksamen Beobachtern schwer zu verbergen. Es
sind diese körperlichen, physiologischen Aeusserungen der
Gemüthsbewegungen, die einen Anhaltspunkt, sicherlich
den einzigen, für ihre wissenschaftliche Untersuchung, geben,
aber man hat sich bisher derselben nicht bedient, um sich
einen solchen wissenschaftlichen Ausgangspunkt zu schaffen.
Damit soll natürlich nicht gesagt sein, dass Physiologie
und Psychologie diese Erscheinungen unbeachtet gelassen;
im Gegentheil, man hat namentlich in früheren Zeiten sich
sogar mit einer besonderen Vorliebe ihnen zugewandt,
und es ist schon seit Aristoteles eine fast überwältigende
Literatur vorhanden zur Erklärung „der Einwirkung der
Affecte auf den Körper" oder doch einzelner hierher ge-
hörender Erscheinungen.

Aber ein wissenschaftliches Resultat, eine klarere
Einsicht in die Natur der Affecte hat man nicht erreicht
mit all diesen im Verlauf der Jahrhunderte aufgehäuften
Notizen, — denn viel mehr liegt in der That nicht vor.
Dafür gibt es verschiedene Ursachen; theils stammen die
einschlägigen Studien aus einer etwas älteren Zeit, wo die
nothwendigen physiologischen Voraussetzungen fast ganz
fehlten, — sie sind auch jetzt, wie wir das im folgenden
erfahren werden, nur noch allzu unvollständig, — theils
hat man sich bisher mit all zu grosser Vorliebe an die
Physiognomie im engeren Sinne gehalten, an die Veränderung des Gesichtsausdrucks unter den wechselnden
Gemüthsbewegungen, eine Seite der Sache, die gerade die
geringste wissenschaftliche Ausbeute geben kann, sowohl,
weil sie sich einseitig auf eine einzige Gattung physio-

logischer Erscheinungen einschränkt und weil sie sich
fast noch ganz einer physiologischen Analyse entzieht, —
theils endlich, und hauptsächlich liegt der Grund darin,
dass man bei Untersuchungen über die Affecte niemals von
diesen körperlichen Erscheinungen ausgegangen ist, son-
dern dieselben als |eine Nebensache, als Phänomene an-
gesehen hat, die wohl interessant und wichtig sein mögen,
aber doch eine untergeordnete, secundäre Bedeutung haben
als mehr oder minder zufällige Begleiter des Hauptphäno-
mens, des seelischen Affectes.

In der That kann man wohl auch ohne Uebertreibung
behaupten, dass wir wissenschaftlich vollständig ohne alles
Verständniss den Gemüthsbewegungen gegenüber stehen,
dass wir auch nicht einen Schatten von Einsicht darein
haben, was ein Affect in aller Allgemeinheit ist, oder was
die einzelnen Affecte sind. Man glaubt etwas, äusserst
wenig, zu wissen: von ihrem gegenseitigen Verhältniss,
ihrer Verwandtschaft oder Gegensätzlichkeit, aber diese
Einsicht beruht nur auf ganz unklaren Eindrücken und
ist alles andere als wissenschaftlich begründet. Man sagt
z. B., dass Freude und Sorge einander entgegengesetzt
sind; das ist, wie wir später sehen werden, zufällig richtig,
aber man kann wohl kaum behaupten, klar zu verstehen,
worin dieser Gegensatz besteht und damit überhaupt eine
eigentliche Vorstellung verbinden. Es werden wohl, um
ein anderes Beispiel zu wählen, die meisten den Zorn für
einen näheren Verwandten der Sorge als der Freude
halten*), während uns eine physiologische Untersuchung
lehren wird, dass das Gegentheil der Fall ist etc. etc.

---

*) Vgl. Kant's Definition des Zorns als eines Schrecks, der schnell
die Widerstandskraft gegen das drohende Uebel weckt (Anthropologie
3. Buch § 73), obwohl Zorn und Schreck physiologisch diametral entgegengesetzt sind.

Wenn ich nun, obschon von vornherein keine wissenschaftliche Definition der einzelnen Affecte gegeben werden kann, in der folgenden Untersuchung von den traditionellen Begriffen ausgehe, den populären Affecten, und die Frage so stelle: welche körperlichen Erscheinungen begleiten jeden einzelnen derselben? so geschieht das mit dem klarsten Bewusstsein davon, dass die Sache damit eigentlich auf den Kopf gestellt wird, und dass der gewählte Ausgangspunkt alles andere als präcis und wissenschaftlich ist. Trotzdem wird der hier eingeschlagene Weg sich uns vermuthlich als der zweckmässigste zeigen, um zu einem vorläufigen Verständniss zu gelangen, denn er entfernt sich nicht all zu weit von den gewöhnlichen Vorstellungen, während es doch andererseits nicht unmöglich ist, auf demselben zur correcten Betrachtungsweise der Sache zu kommen, wenn auch auf einem Umwege. — Die Untersuchung wird sich nur auf einige der ausgeprägtesten, best characterisirten Affecte erstrecken: Freude, Kummer, Schreck, Zorn, zum Theil auch Verlegenheit, Spannung, Enttäuschung. Die Ursache für diese Einschränkung ist theils die, dass es mir hier überhaupt mehr darum zu thun ist, die Methode für die wissenschaftliche Analyse der Gemüthsbewegungen anzudeuten, als sie in allen Einzelheiten auszuführen, besonders aber die Erwägung, dass bei den meisten übrigen Gemüthsbewegungen die körperlichen Erscheinungen zu wenig hervorstechend sind, um für unsere heutigen groben und unvollständigen Methoden einer zuverlässigen physiologischen Analyse zugänglich zu sein.

Material und Methoden für die physiologische Untersuchung der Affecte sind leider weit mehr eingeschränkt, als bei den meisten anderen physiologischen Untersuchungen.

Die wichtigste Methode derselben, das Experiment, ist hier von geringem oder gar keinem Nutzen, weil die Thierpsychologie noch auf zu schwachen Füssen steht, als dass man auf diesem Gebiete Schlüsse von Thieren auf Menschen ziehen könnte, während sich aus vielen und naheliegenden Gründen nur selten die Gelegenheit bietet, einigermassen exacte Versuche an Menschen anzustellen. Man ist also in allem Wesentlichen auf die einfache Beobachtung an sich und anderen angewiesen, „die klinische Beobachtung", um den entsprechenden medicinischen Ausdruck zu brauchen, indem man unter dieser Bezeichnung die Beobachtung der Symptome zusammenfasst, die sich gelegentlich von selbst darbieten, mit allen Zufälligkeiten einer solchen, im Gegensatz zu der experimentellen Untersuchung künstlich und planmässig hervorgerufener Symptome. Besonders lehrreich sind nun Fälle, wo die Affecte mit so heftigen oder anhaltenden physiologischen Störungen auftreten, dass wir auf das pathologische Gebiet kommen; der Grad, den die Symptome hier erreichen, und besonders der Umstand, dass sie ihrer ernsten Bedeutung wegen oft unter die Beobachtung und Behandlung Sachverständiger kommen, macht das Studium der „emotionellen Krankheiten" in psychologischer Beziehung besonders wichtig, oder wird es jedenfalls dazu machen, wenn es einmal systematischer als bisher in Angriff genommen wird.

Mit den Resultaten solcher bewussten Beobachtungen muss man die Ausbeute der mehr unwillkürlichen, naiven Erfahrungen vergleichen, welche die Generationen im Lauf der Zeiten gemacht haben, welche zum Besitz des allgemeinen Bewusstseins geworden sind, und in mannigfachen sprachlichen Ausdrücken und bildlichen oder sprichwörtlichen Redewendungen aufbewahrt werden. Auf diesem

Gebiete wendet man sich gern an die Dichter, und in
Abhandlungen über den körperlichen Ausdruck der Affecte
wimmelt es gewöhnlich von Citaten aus älteren und jünge-
ren poetischen Werken. Dies mag soweit ganz berechtigt
sein, als man bei Dichtern ganz natürlich oft einen sehr
malerischen oder treffenden Ausdruck der äusseren Kennzeichen der Affecte findet; aber neues Beobachtungsmaterial
darf man auf diesem Gebiete bei ihnen nicht erwarten;
es sind nicht mehr, wie zu Bacons Zeit, die Dichter und
Historiker, welche da wären „*doctores hujus scientiae
praecipui*"*); denn die Aufgaben unserer Zeit gehen auf
etwas anderes aus, als die „unzähligen" subtilen Fragen,
wie sie die vergangenen Repräsentanten dieses Zweigs
der Psychologie beschäftigten.

Ein grosses Interesse gewährt an einzelnen Punkten
die Beobachtung neugeborener Kinder, namentlich wegen
der relativ grossen Einfachheit der Verhältnisse, der
Alleinherrschaft der Affecte ohne Einmischung oder Störung
von Seiten des Verstandeslebens und wegen der Reinheit
von Beimischungen angelernten, conventionellen Ausdrucks
der Affecte. In gewissem Sinne gilt das auch für das
Studium der Affecte bei Naturvölkern, wo sie ja auch oft
besonders stark und unmittelbar zum Ausdruck kommen.
Andererseits treffen wir bei Neugeborenen, wie bei wilden
Völkern natürlich in erheblichem Grade dieselben Schwierigkeiten, wie beim Studium an Thieren, die nämlich,
welche aus der Unsicherheit unseres psychologischen Verständnisses stammen, das eine nothwendige Folge der
mangelhaften Mittheilung von Seiten des Beobachtungs-
Objects ist.

---

*) De dignitate et augmentis scientiarum. Lb. 7. Cap. 3.

Kummer.

Der auffallendste Zug in der Physiologie, und damit in der Physiognomie des Kummers, ist vielleicht seine lähmende Wirkung auf den willkürlichen Bewegungsapparat. Die Lähmung, welche der Kummer erzeugt, ist indess bei weiten nicht so hochgradig, als die, von der wir später als Wirkung des Schrecks hören werden; beim Kummer geht die motorische Abschwächung selten weiter als soweit, dass es Mühe und Anstrengung kostet, Bewegungen vorzunehmen, welche sonst mit Leichtigkeit ausgeführt werden; es ist, mit anderen Worten, ein Gefühl von Müdigkeit, und wie bei jeder Müdigkeit geschehen die Bewegungen nur langsam, träge, kraftlos und mit Unlust und Ueberwindung, werden deshalb auch auf das mindest Mögliche eingeschränkt. Hierdurch erhält der Kummervolle auch sein oft so leicht erkennbares äusseres Gepräge: er geht langsam, schwankend, schleppend, mit niederhängenden Armen. Die Stimme ist schwach und klanglos in Folge der schwachen Thätigkeit der Expirations- und Kehlkopfmuskeln; am liebsten sitzt der Kummervolle still, versunken und schweigend. Auch die „latente Innervation"*) der Muskeln ist auffallend ge-

*) S. Addenda 6.

schwächt. Der Nacken ist gebeugt, der Kopf hängt, („niedergebeugt", „gekrümmt" von Kummer), das Gesicht wird lang und schmal durch die Schlaffheit der Kiefer- und Wangenmuskeln; der Unterkiefer kann sogar herabhängen. Die Augen scheinen gross, wie das immer bei Erlahmen des Lid-Schliessmuskels der Fall ist, können aber auch oft in ungewöhnlichem Maasse von dem oberen Augenlide verdeckt werden, das in Folge der Schlaffheit seines Hebemuskels herabhängt. Mit diesem Schwächezustand des willkürlichen Nerven- und Muskelapparats am ganzen Körper erscheint auch, wie gesagt, ganz wie bei allen analogen Bewegungsabschwächungen, ein subjectives Gefühl von Müdigkeit, Schwere, von etwas, was auf einem lastet, man fühlt sich „niedergedrückt", „niedergeschlagen", spricht von „dem schweren Kummer", man muss seinen Kummer „tragen", (während man seine Freude oder seinen Zorn „zügeln" muss). Viele werden von Kummer in dem Grade „überwältigt", dass sie sich überhaupt nicht aufrecht erhalten können; der Bekümmerte stützt oder lehnt sich auf die Umgebung, sinkt auf die Knie, oder wirft sich, wie Romeo in der Zelle des Mönches, in seiner Verzweiflung zur Erde nieder.

Diese Schwäche des ganzen, dem Willen unterworfenen Bewegungsapparats der Nerven und Muskeln des „animalen Lebens" ist jedoch nur eine Seite der Physiologie des Kummers, eine andere, kaum minder wichtige und in ihren Folgen vielleicht bedeutungsvollere gehört zu einer anderen Abtheilung des Bewegungsapparats, der unwillkürlichen, organischen Muskeln und besonders derer, die man in der Wandung der Blutgefässe findet, und durch deren Zusammenziehung diese Gefässe verengert werden können. Die Gefässmuskeln und ihre Nerven, zusammen

der „vasomotorische Apparat", verhalten sich nun im
Kummer grade umgekehrt wie der willkürliche Bewegungsapparat; während dieser schwächer wurde, erschlaffte,
ziehen sich im Gegentheil die Gefässmuskeln stärker zusammen als gewöhnlich, so dass das Blut aus den feinen
Gefässen herausgepresst wird und die Gewebe und Organe
des Körpers blutarm werden. Die unmittelbare Folge des
Blutmangels ist Blässe und Zusammenfallen, verminderte
Fülle, „Collaps", und die bleiche Farbe, die eingefallenen
Züge sind ja auch grade die Eigenthümlichkeiten, welche
in Verbindung mit der Schlaffheit dem Gesichte des Bekümmerten sein characteristisches Gepräge geben, und oft
den Eindruck einer Abmagerung machen, die in so kurzer
Zeit eingetreten ist, dass sie unmöglich durch Veränderungen im Stoffwechsel, nicht compensirten Verbrauch von
Körpergewebe verursacht sein kann. Eine andere regelmässige Folge der Blutleere der Haut sind Kälte-Empfin-
dungen, und Kälteschauer; schwere Erwärmbarkeit, Em-
pfindlichkeit gegen Kälte gehören ja auch zu den recht
beständigen Attributen des Kummers. Blutarmuth ist unzweifelhaft ebenso constant bei dem Kummervollen in den
inneren Organen, wie in der Haut vorhanden und giebt
sich in vielen Erscheinungen zu erkennen, obgleich sie
für das Auge nicht direct erkennbar ist, wie sie das in
der Haut ist. Dafür spricht die Verminderung der Absonderungen, wenigstens der leicht controllirbaren: der
Mund wird trocken, die Zunge klebrig, wobei ein bittrer
Geschmack entsteht, wie es scheint, einfach eine Folge
der Trockenheit der Zunge.*) Bei säugenden Frauen

---

*) Der Ausdruck „der bittere Kummer" wird gewöhnlich für bild-
lich gehalten, es dürfte aber wohl anzunehmen sein, dass er seinen Grund
in dem, oft sehr intensiven bitteren Geschmack hat, der bekümmernde
Eindrücke begleitet.

nimmt die Milchabsonderung ab, oder die Milch "geht" sogar ganz „fort". Im Gegensatze zu den besprochenen, physiologischen Erscheinungen steht anscheinend eins der regelmässigsten Attribute des Kummers, das Weinen, mit der reichlichen Thränensecretion, dem geschwollenen, gerötheten Gesichte, den roten Augen und der vermehrten Absonderung auf der Schleimhaut der Nase, lauter Erscheinungen, welche eine starke Gefässerweiterung in der Gesichtshaut und den benachbarten Schleimhäuten beweisen. Man darf indess wohl annehmen, dass eine solche Erweiterung als Reaction auf eine vorhergehende Verengerung eintritt, als Erschlaffung der Gefässmuskeln nach ihrer starken Contraction, wie wir ja überhaupt gewöhnt sind, Ermüdung, Schlaffheit als Folge einer jeden Ueberanstrengung der Nerven und Muskeln zu finden, wie sich das z. B. so auffallend zeigt, wo eine längere Zeit einer intensiven Kälte ausgesetzte Hautpartie wieder unter gewöhnliche Temperaturverhältnisse kommt. Diese Erklärung des Weinens scheint an Annehmbarkeit dadurch zu gewinnen, dass es erst eintritt, wenn der Kummer abnimmt, ein Verhalten, welches — da man auch gleichzeitig mit dem entstehenden Weinen eine Linderung fühlt — populär so aufgefasst wird, dass das Weinen eine Verminderung des Kummers bewirkt: „Thränen erleichtern", man „schafft sich Luft in Thränen", „weint seinen Kummer aus", etc.

Ziehen sich die feinen Gefässe der Lungen krampfhaft zusammen, so dass diese Organe blutarm werden, so entsteht, wie immer, wenn der Respirationschemismus leidet, ein Gefühl von Luftmangel (Athemnoth) und von Druck auf die Brust (Opression), und diese „quälenden",

---

*) „Lachrymae non promanant ab extrema tristitia, sed solum a mediocri". Cartesius, de pass. animi. Art. 128.

„drückenden" Empfindungen tragen dazu bei, die Leiden
des Kummervollen zu erhöhen und er sucht ihnen unwill-
kürlich durch tiefe, lange Athemzüge, Seufzer, abzuhelfen,
ein Ausweg, den jeder instinctiv einschlägt, der an Athemnoth, welcher Entstehungsart auch immer, leidet.

Der Blutmangel des Gehirns im Kummer giebt sich
zu erkennen durch geistige Trägheit, Schlaffheit, Stumpf-
heit, ein Gefühl von geistiger Mattigkeit, Mühseligkeit
und Unaufgelegtheit zu geistiger Arbeit, oft Schlaflosigkeit.*) Ebenso ist es wohl, worauf ich später noch zurück-
komme, die Blutleerheit in den motorischen Organen des
Gehirns, was zunächst der allgemeinen Abschwächung
der Kraft willkürlicher Bewegungen zu Grunde liegt.

Zieht der Kummer sich in die Länge, so dass die
erörterten Störungen in der Blutversorgung der Organe
vielleicht Jahr und Tag fortdauern, so müssen nothwendigerweise äussere Veränderungen in den Organen eintreten, wie das immer der Fall ist, wenn die Blutzufuhr
und damit die Ernährung längere Zeit ungenügend ist.
Diese Veränderungen sind in der Pathologie unter dem
Namen Atrophie wohl bekannt; aber man hat seine Auf-
merksamkeit all zu wenig darauf gerichtet, dass sie ihren
Ursprung in lange andauernden Gemüthsbewegungen haben
können, und die neuere Pathologie ist all zu sehr geneigt
gewesen, über den Glauben früherer Zeiten an die Bedeutung eines solchen ursächlichen Moments für gewisse
Leiden in den Organen Hohn zu lachen. Trotzdem ist,

---

*) Ich behalte mir für eine andere Gelegenheit den Beweis vor,
dass spastische Contraction der Gehirngefässe Schlaflosigkeit bewirkt.
Die soviel umstrittene physiologische Erklärung des Schlafs dürfte
wohl überhaupt die sein, dass er durch eine periodisch auftretende
Schlaffheit der Hirngefässe bedingt ist, einen Verlust ihres Tonus in
Folge der Ermüdung der Gefässnerven des Gehirns.

wie schwer oder unmöglich es auch sein kann, einen exacten Beweis dafür zu führen — wenig Grund daran zu zweifeln, dass der lange fortdauernde tiefe Kummer eine atrophirende Wirkung auf die inneren Organe haben kann, da sein Einfluss auf die sichtbaren Theile des Körpers so sehr in die Augen fällt. Dass der Kummer-volle früh altert ist bekannt; aber dies frühe Gepräge des Alters beruht ausschliesslich auf atrophischen Verände-rungen in der Haut und den anderen oberflächlichen Theilen des Körpers. Dieser wird in seiner ganzen Masse mager durch den Schwund des Fettgewebes und der Mus-keln: die Haare, die nicht genügend ernährt werden, werden grau oder weiss, indem ihr Farbstoff verschwindet, und fallen vor der Zeit aus[9]. Auch die Runzelung der Haut, — die sorgendurchfurchte Stirn — ein einfach atrophisches Phänomen, tritt früher als normal ein und trägt dazu bei, dass der Kummervolle früh altert. Kurz gesagt, alle atrophischen Veränderungen in den sichtbaren Theilen des Körpers, die normal mit dem vorrückenden Alter eintreten, werden durch Kummer beschleunigt; ist nun etwas Unwahrscheinliches in der Annahme, dass das-selbe der Fall ist, mit den ganz analogen „senilen" Ver-änderungen in den inneren Organen*)?

Die körperlichen Phänomene, welche den Kummer be-gleiten, lassen sich also sämmtlich ableiten von einer Lähmung der willkürlichen Muskeln sammt einem krampf-ähnlichen Zustande der verengernden Gefässmuskeln.

---

*) Ein bekannter englischer Pathologe hat vor einigen Jahren eine Reihe von Fällen als Beweis dafür angeführt, dass Leiden des Gemüts Atrophie der Nieren mit sich führen können. (Dr. Clifford Allbut. British med. Journ. 10. Febr. 1877).

Die Freude

bildet im populären Bewusstsein den Gegensatz des
Kummers, und eine Untersuchung ihrer physiologischen
Aeusserungen muss dieser unmittelbaren Auffassung Recht
geben. Die „Wirkung der Freude auf den Körper" —
um diese landläufige Bezeichnung für das Verhältniss noch
zu gebrauchen — ist in der That die entgegengesetzte
des Kummers, mit der Freude erfolgt eine Erhöhung der
Function des willkürlichen Bewegungsapparats sammt einer
Erweiterung der feinen und feinsten Blutgefässe. Dies
sind die beiden physiologischen Grunderscheinungen, durch
die der Fröhliche seine ganze, eingenthümliche Physiologie
erhält. Die erhöhte Function der willkürlichen Muskeln
und Nerven bewirkt, dass der Fröhliche „sich leicht fühlt",
wie es mit jedem der Fall ist, dessen Muskeln kräftig und
nicht ermüdet sind*). Er fühlt einen gesteigerten Be-
wegungsdrang, bewegt sich rasch und lebhaft, gesticulirt
stark; Kinder hüpfen, tanzen, klatschen in die Hände.
Die Gesichtsmuskeln ziehen sich in Folge einer Erhöhung
der latenten Innervation zusammen, das Gesicht wird rund
im Gegensatz zu den langen, schlaffen, hängenden Zügen
des Melancholischen. Lächeln und Lachen sind die Folgen
des erhöhten Impulses der Gesichts- und Athmungsmuskeln,
ebenso sind die laut gestimmte Sprache, das Singen, Jubeln,
Aeusserungen des unwillkürlichen Drangs der Kehlkopf-
und Respirationsmuskeln zu starker Thätigkeit. Die

---

*) Zur Erklärung dieses Gefühls des Leichtseins hat man seiner-
zeit eine wirkliche Verminderung des Körpergewichts angenommen.
S. de Marées, De animi perturbationum in corpus potentia. 1775.
(Ludwig, Scriptores neurolog. minores Tom. IV).

2*

Augen des Fröhlichen strahlen, funkeln, kurz gesagt, erhalten einen eigenthümlich spielenden Ausdruck, der von einer combinirten Contraction der Lidmuskeln herrührt. (*Mm. orbiculares palpebr.* und *levator. palpebr.)* allerdings in Verbindung mit einer Veränderung der Pupille*). Die allgemeine Erweiterung der feinen Blutgefässe beim Fröhlichen führt als auffallendstes Resultat einen vermehrten Blutzustrom zur Haut mit sich; das Kind oder das junge Mädchen, d. h., diejenigen, deren Haut weiss und durchsichtig ist, erröthen, glühen vor Freude; der Fröhliche fühlt sich warm, seine Haut wird voller, er „schwillt vor Freude". Auch findet sicher eine Vermehrung der Absonderung statt; dass „der Mund wässert", ist ja ein Ausdruck für das Behagen an einem Gegenstande; und Thränen kommen bekanntlich dem Fröhlichen leicht in die Augen.

Während der Kummervolle mit seinen langsamen Bewegungen, seiner gebeugten Haltung, seinen eingefallenen Zügen das Gepräge des Alters erhält, erscheint der Fröhliche jugendlich durch seine raschen und kräftigen Bewegungen, sein Singen und lautes Sprechen: Freude „verjüngt". Aber es ist nicht blos das äussere Gepräge der Gesundheit, das die Freude begleitet. Während bei dem Bekümmerten die Gefässverengerungen eine schlechte Ernährung der Körperorgane und ein frühes Alter zur Folge hatten, bewirkt der grade entgegengesetzte Zustand der Circulation bei dem Fröhlichen, Zufriedenen, die reiche Blutzufuhr zu den Organen und Geweben im Körper, wie

---

*) Es kommt mir vor, dass die Pupille bei freudigen Eindrücken enger wird, was eine erhöhte Innervation des S. oculomotorius voraussetzen würde. Wilks dagegen (Brain, April 1889 p. 4) meint, dass die Pupille sich bei dem Fröhlichen erweitert, führt aber keine Beobachtungen an.

natürlich eine lebhafte und kräftige Ernährungsthätigkeit;
alle Theile des Körpers gedeihen gut und conserviren sich
lange; der Zufriedene, Muntere ist wohlgenährt und hält
sich lange jung; dass dicke Leute jovial sind, — joviale
Leute dick sind, sollte man lieber sagen —, das ist in
das allgemeine Bewusstsein übergegangen, und es ist wohl
begründet, dass misstrauische Alleinherrscher von fetten
Leuten umgeben zu sein wünschen*); ihr Gedeihen zeugt
von ihrer Zufriedenheit, und deshalb sind sie nicht
gefährlich. Die Theilnahme des Gehirns an dem vermehrten Blutzufluss, wie wahrscheinlich alle Körpertheile ihn
unter froher Stimmung erfahren, giebt den Anlass, dass
die geistigen Functionen rasch arbeiten, es ist Fluss in
den Gedanken, den Ideen und der Phantasie, der Fröhliche
spricht viel und schnell, und seine Arbeit geht rasch von
der Hand, nicht nur weil seine Muskeln besonders kräftig
sind, sondern auch, weil er schnell seine Entschliessungen
fasst und schnell darin ist, sie auszuführen.

Der Schreck

ist wie schon oben angedeutet, nahe mit dem Kummer
verwandt, wir treffen als seine Begleiter dieselbe Lähmung des willkürlichen Bewegungsapparats, denselben krampfhaften Zustand der gefässverengernden Muskeln, beides nur in höherem Grade und plötzlich auftretend. Dazu kommt aber ein neues Moment,

*) Shakespeare, Jul. Caesar. Act. I. S. 2.

das wir von dem Kummervollen her nicht kannten, nämlich eine ähnliche krampfhafte Zusammenziehung der
übrigen organischen Muskeln wie die, welche bei dem Bekümmerten auf die Muskeln der Blutgefässe eingeschränkt
ist. Der wesentliche physiologische Unterschied zwischen
dem Kummer und dem Schreck besteht darin, dass der
krampfhafte spastische Zustand der unwillkürlichen Muskeln bei dem Erschrockenen über alle diese Muskeln verbreitet ist, soweit man urtheilen kann; bei dem Bekümmerten dagegen nur auf eine einzelne Gruppe derselben. Wie
auffallend es ist, dass die Lähmung des Schrecks stärker
ist, als die der Sorge, das geht klar aus den Nuancen
in den üblichen sprachlichen Bezeichnungen für die beiden
Phänomene hervor; man wird durch seinen Kummer „be-
lastet", „niedergedrückt", „gebeugt"; aber „gelähmt" durch
Furcht, man wird unbeweglich, „zu Stein" durch Schreck,
wird durch ihn „an den Erdboden" gefesselt. Die Lähmung der Musculatur der Sprachorgane macht es schwierig
oder unmöglich, Worte hervorzubringen; die Stimme wird
heiser und abgebrochen, man wird „stumm vor Schreck";
die Zunge wird unbeweglich, das Gesicht schlaff, die
Augen sind wegen der Lähmung der Schliessmuskeln
gross, — unbeweglich, stier, starrend. Der von einem
plötzlichen Schreck Befallene kann gelähmt zu Boden
stürzen, oder die Innervation der Muskeln wird doch unsicher, abgebrochen, wodurch das Beben, Zittern, Stammeln
der Angst entsteht.

Es ist characteristisch für den Schreck im Unterschied
vom Kummer, dass die Lähmung der willkürlichen Muskeln oft durch ein momentanes, convulsivisches Zucken
eingeleitet wird, dass sich durch ein plötzliches „Zusam-
menfahren" äussert, einen Schrei im ersten Augenblick

des Schrecks. Das beruht auf der Plötzlichkeit der Einwirkung, die zur Lähmung führt, und hat zahlreiche Ana-
logien in der Pathologie; zerquetscht man einen Bewegungsnerv plötzlich, so contrahiren sich die entsprechenden
Muskeln für einen Augenblick krampfhaft, bevor sie erlahmen; drückt man aber einen Nerven langsam und gradweis zusammen, so tritt die Lähmung ebenso gradweis
ein, ohne vorausgehende Zuckungen. Die krampfhafte
Zusammenziehung der gefässverengernden Muskeln und
die resultirende Blutleere der Haut verursacht hier, wie
beim Kummer, nur plötzlicher und in höherem Grade, Er-
bleichen*), Kälte: „es läuft einem kalt über den Rücken";
„das Blut wird zu Eis", „erstarrt in den Adern"**). Es
ist wahrscheinlich diese plötzliche und intensive Blutleere
der Haut, die dem sehr schnellen Ergrauen der Haare zu
Grunde liegt, wie es manchmal als Folge eines gewalt-
samen Schrecks beobachtet wird; man findet sogar zuver-
lässige Beispiele dafür, dass ein heftiger Schreck ein fast
plötzliches Ausfallen der Haare bewirkt hat[10]. Trotz der
Blutleere der Haut kann sie sich bei dem Erschrockenen mit
Schweiss bedecken; er „schwitzt Angstschweiss", aber „es
ist der kalte Schweiss", der auf seiner Stirn perlt. Es
lässt sich dafür keine nähere Erklärung geben; nur muss
hervorgehoben werden, dass nach den neueren Untersuchungen über die Schweisssecretion kein Gegensatz zwischen
dem vermehrten Secret und der Blutleere der Haut besteht. Wie sich unter dem Einfluss des Schrecks die
übrigen Absonderungen verhalten, ist nicht genau bekannt,

---

*) „Geh, knet dein Angesicht, mal die Backen roth, Milchleber
du!" Macbeth V. 3.
**) Aeltere Pathologen haben angenommen, dass das Blut unter
dem Einfluss des Schrecks wirklich coagulirt. Sanguis in toto coagula-
tur. (Willis, De anima brutorum. Cap. 9.)

im Ganzen aber scheint es, dass sie abnehmen oder ganz
stocken; so z. B. die Speichelabsonderung; der Mund wird
trocken, „die Zunge klebt am Gaumen"; dass die Milchabsonderung — „die Milch geht fort", — bei säugenden
Frauen stocken kann, in Folge des Erschreckens, ist eine
wohl constatirte Thatsache, und dass eine vorhandene
Menstruation nach einem starken Schreck plötzlich ab-
bricht kann fast als die Regel bezeichnet werden. Gefässkrämpfe und darauf folgende Blutleere der Haut führen
immer — gleichviel welchen Ursprung sie sonst haben, —
das ist ja aus Fieberanfällen oder nach einer plötzlichen
Einwirkung der Kälte auf die Haut so wohlbekannt —,
Schauern, Zittern, Zähneklappern herbei, und diese gehören ja auch zu den characteristischsten Erscheinungen
der Angst, „schauern", „grausen", „schauerlich" sind in
der That blosse Synonyme von Ausdrücken für „eine
Empfindung von Furcht haben", und „die Kraft, Furcht
einzujagen haben". Vergleichungen zwischen der Furcht-
empfindung und Kälte- oder Fiebersensationen trifft man
oft genug in sprachlichen Ausdrücken oder im allgemeinen
Bewusstsein*). Auf das Herz wirkt die Furcht erst so
ein, dass eine verstärkte Thätigkeit zu Stande kommt,
der überwältigende Schreck aber scheint das Herz zu
lähmen und dadurch hier und da einen plötzlichen Tod**)
bewirken zu können.

Während der Schreck, wenn man sich nur an seine
bisher besprochenen Attribute hielte, nur als eine mehr
intensive oder mehr acute Form des Kummers zu betrachten wäre, giebt es, wie schon angedeutet, in der That eine

---

*) Vgl. das dänische „Buxefeber"; Fieberangst; die kalte Hand
des Schrecks etc.
**) S. Addenda 11.

grosse Klasse von Phänomenen, mit deren Hülfe wir erkennen, dass der Schreck seine eigene, selbständige Physiognomie hat, die von der des Kummers sehr verschieden
ist; es sind die Symptome, die dadurch entstehen, dass anscheinend alle unwillkürlichen organischen Muskeln, die ohne
unter irgend welcher Botmässigkeit des Willens zu stehen,
Bewegungen, Zusammenziehungen unsrer inneren Organe
hervorrufen, an dem krampfhaften Zustande Theil nehmen,
der bei dem Bekümmerten auf die Gefässmuskeln eingeschränkt ist. Bei der Erörterung des Krampfs der Gefässmuskeln habe ich schon die Einwirkung des Schrecks
auf die Bewegungen des Herzens erwähnt; vielleicht sollten diese Störungen, die erheblich zur Unterscheidung des
Schrecks vom Kummer beitragen, ganz diesem Gebiete
zugewiesen werden. Rembrandt ist, wie bekannt, nicht
davor zurückgeschreckt, in der realistischsten Weise die
Wirkung der krampfhaften Zusammenziehung der Blase
an dem unglückseligen Ganymed zu zeigen, der sich plötzlich zwischen Himmel und Erde schweben sieht, wobei
sein Leben ganz von dem Griff des Adlers und der Halt-
barkeit seines Hemdes abhängt.

Dass die jungen Rekruten, wenn das Gefecht näher
kommt, sich häufig veranlasst sehen, auszutreten, und, so
lange sie im Gliede bleiben, nicht immer die angenehmsten
Nachbarn sind, dafür haben sie dem unwiderstehlichen
Einfluss der Angst auf ihre Darmmuskulatur zu danken*).
Dass jede starke und krampfhafte Darmbewegung leicht
von kolikartigen Schmerzen „Magenkrampf" begleitet wird,
das bekommt der Aengstliche auch früh genug zu fühlen.
Während die hier berührten Phänomene zu den mehr

---

*) S. Addenda 12.

drastischen Begleitern der Angst gehören, die ja auch
meist nur bei jugendlichen oder auf niedriger Bildungsstufe stehenden Individuen vorkommen, kurz gesagt bei
denen, die Bedingungen für heftige emotionelle Phänomene
darbieten, (s. weiter unten), giebt es eine andere Gruppe
von Erscheinungen, die auf derselben physiologischen Be-
einflussung des unwillkürlichen Muskelsystems beruhen;
durch sie erhält der Schreck seine eigentliche pathetische
Physiognomie. Wenn man sagt, dass die Haare sich auf
dem Haupte des Entsetzten sträuben, so bezeichnet man
durch diesen allerdings wohl etwas starken Ausdruck die
Wirkung einer spastischen Zusammenziehung der feinen
Muskelfasern, die sich an die Haarsäcke in der Haut an-
setzen, wodurch diese in den als „Gänsehaut" bezeichneten
Zustand gerathen. Die hervorstehenden Augen, die „aus
ihren Höhlen hervorquellen", und die erweiterten Pupillen
deuten wie der Gefäss-Spasmus auf eine Irritation des
sympathischen Nervensystems.

Bei vielen Menschen ruft ein plötzlicher Schreck eine
eigenthümliche subjective Empfindung hervor, ein Stechen
oder Prickeln, dass sich oft von unten z. B. vom Unterleib aufwärts ausbreitet und oft besonders stark in der
Zunge fühlbar wird, übrigens häufig den ganzen Körper
einnehmen kann, bis in die Spitzen der Finger und Zehen.
Dazu kommt oft ein Gefühl von „Beklemmung", eine
quälende, zusammenschnürende Empfindung, besonders im
Halse: „Die Kehle schnürt sich zusammen". Das erstge-
nannte dieser Gefühle ist zweifellos ein excentrisches
(projicirtes)[18], und entsteht durch Reizung der cerebralen
Empfindungsorgane, welche durch die plötzliche emotionelle
Verengerung ihrer Gefässe zu Wege gebracht wird. Sie
haben ganz den Character excentrischer, im Hirn ent-

standener Sensationen, und nichts ist gewöhnlicher, als
das Vorkommen solcher Empfindungen bei functionellen
oder materiellen Gehirn-Krankheiten. Weniger deutlich
ist die Entstehungsweise der Empfindungen von Zusammenschnürung, die so oft den Schreck begleiten: ihrer
Form nach steht nichts ihrer Deutung als excentrische
Wahrnehmungen, die vom Rückenmark ausgehen, entgegen;
eine Reizung der grauen Rückenmarkssubstanz, durch eine
spastische Zusammenziehung ihrer feinen Arterien hervorgerufen, kann unzweifelhaft derartige Sensationen zur
Folge haben, sie sind aber nicht so characteristisch wie
die entsprechenden Gehirn-Symptome und die Auffassung
ist deshalb nicht so sicher.

Unter allen Gemüthsbewegungen ist der Schreck wohl
diejenige, welche am häufigsten eigentlich krankhafte Erscheinungen und Zustände herbeiführt, die oft langwierig
oder sogar unheilbar sind. Es ist nicht meine Absicht, an
dieser Stelle näher auf die ganze pathologische Bedeutung
der Affecte einzugehen; ich will nur in aller Kürze be-
merken, dass selbst bei der kritischsten Würdigung der
Thatsachen es ganz zweifellos ist, dass der Schreck Läh-
mungen, Epilepsie, Geistesstörungen und verschiedene
andere nervöse Leiden hervorrufen kann; ebenso kann,
wie ich schon anführte, ein plötzlicher Schreck den Tod
herbeiführen.

Zorn; Wuth.

Unzweifelhaft ist es für den Zuschauer in der Regel, jedenfalls bei genauerem Zusehen, leicht, den Erbitterten, Wüthenden von dem Heiteren, Jubelnden durch ihr ganzes körperliches Verhalten, ihr Aussehen und Gebahren zu unterscheiden. Analysirt man jedoch mit grösserer Genauigkeit die physiologischen Erscheinungen, die für jeden dieser beiden Affecte characteristisch sind, so wird man eine so grosse Uebereinstimmung ihrer fundamentalen Verhältnisse finden, dass der Unterschied nicht so ganz leicht zu präcisiren ist.

Zu allererst ist dem Zorn und der Freude die Erweiterung der feinen Blutgefässe, der vermehrte Blutzufluss zur Haut gemeinsam, wodurch Röthe, Hitze und Schwellung „Turgor" entstehen. Der Erbitterte „lodert", „glüht" vor Zorn, „das Blut steigt ihm zum Kopf", „es kocht in ihm", es treibt ihn, „sein Müthchen zu kühlen", „seinen Zorn verrauchen zu lassen", er „schwillt vor Zorn"*). Wie schon aus diesen und ähnlichen Redewendungen hervorgeht, durch welche die gewöhnliche, populäre Anschauung über den Einfluss des Zorns auf den Blutumlauf characterisirt wird, ist aber die Erscheinung im ganzen bei dem Zornigen stärker, gewaltsamer als bei dem Heiteren, so sehr, dass es Beschwerden macht und ein Gefühl von Unlust mit sich bringt, an Stelle der Empfindung des Wohlbehagens, wie es die Wärmezunahme bei dem Frohen begleitet. Die Schleimhäute nehmen an der Blutüber-

*) Erektile Gefässgeschwülste in der Haut schwellen bei einem Heftigkeitsanfall in der Regel an. Vgl. Virchow, Krankh. Geschwülste. Bd. 3 p. 320.

füllung theil, die Augen werden roth, und wo eine Disposition dazu vorhanden ist, kann es sogar zu Blutungen kommen z. B.: Nasenbluten, Lungenblutungen, wie ich das selbst zu beobachten Gelegenheit gehabt habe.

Jedoch nicht allein durch Grad und Intensität sind die Kreislaufstörungen beim Heiteren andere als beim Wüthenden; bei diesem kommt ein ganz neues Moment dazu, von dem wir bei dem Heiteren nicht die geringste Andeutung finden, nämlich ein Anschwellen, eine Erweiterung der grossen Blutadern (Venen), derart dass sie am leichtesten im Gesicht auffällt, „die Stirnadern schwellen"*), aber auch anderwärts, am Halse, an den Händen, beobachtet werden kann. In welchem physiologischen Zusammenhang diese Erscheinung steht, ist mir nicht ganz klar; es kann natürlich nicht die Rede sein von einer activen Erweiterung dieser Blutgefässe, wie sie den Erscheinungen der Congestion zu Grunde liegt; eine solche Erweiterung kommt bei den grossen Blutgefässen überhaupt nicht in wahrnehmbarer Weise vor, auch lässt sich nicht annehmen, dass eine Lähmung des unbedeutenden Muskelapparats dieser Adern ihrer Anschwellung zu Grunde liegt. Es bleibt für diese Gefässerweiterung keine andere Erklärung übrig, als ihren Ursprung in einer Blutanstauung zu suchen, einem Hinderniss für den Uebergang des Blutes in das Herz oder den kleinen Kreislauf vom rechten Herzen durch die Lungen zum linken Herzen. Es handelt sich somit hier vielleicht nur um ein rein sekundäres Phänomen, das auf den unregelmässigen Athemzügen, der starken Exspiration beruht, die eine Folge der Neigung des Wüthenden zum Schreien und Rufen und der

---

*) Ora tument ira, nigrescunt sanguine venae. Ovid: Ars. am. III. S. auch Addenda 14.

ganzen heftigen und etwas tumultuarischen Innervation
sind, alles Factoren, welche die Blutanstauung in den
Venen begünstigen[15]. Eine verstärkte Innervation
der willkürlichen Muskeln und ein dadurch bedingtes
Gefühl von Drang zu raschen und kräftigen Bewegungen
ist nämlich der zweite Hauptzug in der Physiologie der
Wuth; und darin zeigt sich ja eine neue Uebereinstimmung mit der Freude, deren Physiognomie einen ihrer
auffallendsten Züge durch das Gefühl der Leichtheit, der
Lust und Neigung zu lebhaften Bewegungen erhält, welches
sie mit sich führt. Aber auch auf diesem Gebiete kommt
es bei dem Zornigen zu Uebertreibungen. Anstatt leben-
dig zu werden, wie der Fröhliche, „geräth er in Em-
pörung". „Er fährt auf", ballt die Fäuste, schwingt die
Arme umher, geht mit langen Schritten, (μαχρα βιβας)
beisst die Zähne zusammen, „wetzt die Zähne", droht,
schreit, stampft auf den Boden, „donnert und poltert",
heult in seiner Wuth. Während man sich also damit
begnügen kann, seine Freude zu beherrschen, muss man
seine Wuth bändigen wie ein wildes Thier. Selbst wenn
der Zorn auf seinem Höhepunkte, der überschäumenden
Wuth, einen komischen Character annimmt, indem sie ihr
Opfer veranlasst in einer Weise herumzuspringen, im
Kreise zu tanzen, die an die Bewegungen eines ausge-
lassen Lustigen erinnert, so geschieht das doch in ge-
waltsameren, weniger beherrschten, linkischen Bewegungen,
die den Zuschauer über die wahre Gemüthsbestimmung des
Betreffenden nicht im Zweifel lassen. Der Drang des Erbitterten, seine Kräfte zu brauchen, die physiologische,
unmittelbare Aeusserung der erhöhten motorischen Innervation, erhält durch das Herfallen über Alles, was in
seine Nähe kommt, den Character der Gewaltsamkeit und

des Zerstörungstriebs. Er schlägt ohne Plan und Ueberlegung auf Feind und Freund los, bloss um seine Muskeln
zu gebrauchen, — oder, wo einige Selbstbeherrschung be-
wahrt bleibt, schlägt er wenigstens auf den Tisch, — knallt
mit der Thür, reisst etwas entzwei, oder schlägt es zu
Stücken, möchte die ganze Welt zertrümmern und kann
in seiner Wuth in der That eine Kraft entfalten, die
alles übertrifft, was er bei ruhiger Stimmung leisten kann.
Die Bewegungen des Wüthenden sind jedoch nicht nur
durch ihre Gewaltsamkeit characterisirt, sie sind auch in
einem gewissen Grade unbeherrscht, ungenau, ungeordnet,
wieder im Gegensatz zu denen des Fröhlichen, der eine
leichte fliessende Sprache und die Neigung zu scharf ab-
gemessenen, rhythmischen Bewegungen, wie im Tanz, hat.
Der Wüthende stottert und stammelt und brüllt zuletzt
nur, wenn es ihm nicht glückt, ein Wort zu artikuliren;
die Muskelinnervation ist so unsicher, dass er zittert, „er
bebt vor Zorn“; sein Hieb trifft nicht, wohin er zielt, er
„schlägt blind zu“ und ist deswegen für einen kaltblütigen
Gegner ein wenig gefährlicher Feind.

Auch die Physiognomie zeigt im Zorn, ähnlich wie
in der Freude, aber im Gegensatz zur Furcht und Sorge,
starke Muskelzusammenziehungen. Sie rufen die „Zornes-
falten“ in der Stirn hervor, während wie oben angedeutet,
die Sorgenfurchen eine Wirkung des Hautschwunds sind.
Die ungleiche Betheiligung der einzelnen Gesichtsmuskeln
im Zorn und in der Freude bedingt die Verschiedenheit
des physiognomischen Ausdrucks dieser beiden Gemüthsbewegungen, ich will mich hier jedoch nicht auf die
— im übrigen ja häufig genug durchgeführte — Analyse
desselben einlassen, da uns jeder Anhaltspunkt eines
Verständnisses dafür fehlt, warum die einzelnen Zweige

der Gesichtsnerven bei verschiedenen Gemüthsbewegungen ungleich stark innervirt werden[16].

Der physiologische Unterschied zwischen der Freude und dem Zorn beschränkt sich also in den Hauptzügen darauf, dass die beiden Affecten gemeinsamen Phänomene — die Gefässerweiterung und die Erhöhung der willkürlichen Muskelinnervation — bei dem Zornigen intensiver auftreten als bei dem Fröhlichen, wobei die Coordination[17] der willkürlichen Bewegungen und das Ausmass ihrer Stärke unter der Herrschaft des Zorns einen Abbruch erfährt, so dass die Bewegungen unbeherrscht und ungenau werden. Somit können Freude und Zorn als Gegensätze von Kummer und Furcht bezeichnet werden und als in einem ähnlichen gegenseitigen Verhältniss zu einander stehend, wie die beiden letztgenannten Affecte. Auch auf die Absonderungen, auf einige wenigstens, scheint der Zorn einen Einfluss zu haben, der dem von Trauer oder Furcht ausgeübten entgegen gesetzt ist; während unter ihrem Einfluss Mund, Zunge und Schlund durch eine Verminderung der Speichelabsonderung trocken werden, deuten Ausdrücke wie „vor Wuth schäumen", „schnauben" auf ein ganz anderes Verhalten im Zorn. Ebenso ist es eine alte und festgewurzelte Anschauung, dass die Erbitterung die Gallenabsonderung vermehre, „die Galle läuft über" bei dem Zornigen, er „lässt seiner Galle ihren Lauf", wenn er nicht Gefahr laufen soll, „sich die Gelbsucht an den Hals zu ärgern". Wenn die Beobachtung, — der diese Ausdrucksweisen wahrscheinlich entstammen, — dass eine lange dauernde verbitterte Stimmung Icterus hervorrufen kann, auch richtig wäre, so liegt darin natürlich kein Beweis für eine Vermehrung der Gallenresecation bei dem betreffenden Individuum. Es ist nun in der That schwer, das eigenthümliche Verhalten der Bewegungen bei einem Zornigen physiologisch in einwurfsfreier Weise zu deuten. Es characterisirt sie nicht ausreichend, wenn man sie als gewaltsam und unbeherrscht bezeichnet, der Wüthende fühlt einen Drang, nicht nur im allgemeinen heftige Bewegungen, einfache Muskelanstrengungen auszuführen, sondern will sie auch in lärmender, polternder Weise ins Werk setzen und derart, dass er sich selbst einen Schmerz oder doch einen starken Gefühlseindruck verursacht. Ein lautloses Fechten mit den Armen oder Stossen mit den Füssen würde seinen Trieb nicht befriedigen, er muss seine Bewegungen ebensosehr fühlen, wie hören, er haut auf den Tisch, stampft auf den Boden, schlägt mit der Thür, schlägt den Spiegel entzwei, wirft was er zu fassen bekommt, zur Erde, am liebsten harte und zerbrechliche Objecte, die tüchtigen Lärm machen*); er könnte seine Inspirationsmuskeln ganz gut anstrengen, tief und schnell Athem holen, ohne gerade zu schreien oder zu brüllen; aber der „Spectakel" ist ihm ein Bedürfnis. In seinem Drange nach starken Gefühlseindrücken scheut er nicht vor einer Verletzung des Körpers zurück, er rennt mit der Stirn gegen die Wand, rauft seine Haare, reisst sich am Bart, beisst die Lippe blutig. Wie lässt sich dieser auffallende Drang nach Schall- und Gefühlseindrücken physiologisch erklären? Mir bietet sich nur eine Erklärung dar, die in der That auch recht viel Wahrscheinlichkeit für sich hat. Ein Bedürfnis nach abnorm starken Sinneseindrücken kann ganz allgemein kaum

---

*) Als Bonaparte in Undine den österreichischen Unterhändler durch einen geheuchelten Zorn einschüchtern wollte, handelte er sehr richtig, dass er sein kostbares Porcellan auf den Fussboden zu werfen anfing.

einen anderen Grund haben, als eine abnorm schwache
Auffassung der Sinneseindrücke, eine Schwächung des
Fühlens, Hörens etc. Es gehört mit zu unserem Wohlbe-
finden, dass unsere centralen Sinneszellen in einem gewissen
Grade thätig sind, der bedingt ist durch die aus den
Sinnesnerven ihnen zugeleitete Erregung; tritt aus irgend
einem Grunde, z. B. in Folge einer Verminderung der
Functionsfähigkeit dieser Zellen, eine Sinnesschwächung,
Anästhesie, ein, so entsteht der Drang, die Zellen in ihre
gewohnte Thätigkeit zu versetzen, durch eine besondere
Inanspruchnahme, mit andern Worten, durch eine Verstärkung der äusseren Sinneseindrücke, um so die Abschwächung der Empfindung zu neutralisiren. Dass bei
dem Wüthenden eine solche Anästhesie wirklich besteht,
das lässt sich für die höheren Sinne schwer beweisen,
und man darf sich kaum auf Ausdrücke, wie „blind vor
Wuth" „taub vor Zorn" als Zeugen einer populären einschlägigen Beobachtung berufen. Aber für den Gefühls-
sinn liegt die Sache klar. In einer erbitterten Schlägerei
können sich bekanntlich die Gegner gefährliche Ver-
letzungen zufügen, ohne dass diese eher gefühlt werden,
bis sich die Erhitzung der Gemüther zu legen anfängt;
und man kann auf zwei Raufende, oder zwei Hunde die
einander im Pelze sitzen, tüchtig losprügeln, ohne dass
sie eine Ahnung davon haben.

Der Zorn, der in seinen körperlichen Erscheinungen
ein so täuschendes Bild eines maniacalischen Zustands
geben kann (ira furor brevis), wird eben so selten wie die
Freude, Ursache einer dauernden Geistesstörung und noch
seltener als die Freude, Ursache eines plötzlichen Todes. Schon
Galen bemerkte (περί αίτιῶν συμπτομάτων, 1. 5), dass nur
Schreck und Freude tödten, der Zorn aber nicht, und Willis

sagt (*de anima brutor.*), dass Frauen vor Freude ohnmächtig
werden und Männer durch sie sterben, aber nicht vor Zorn.
Mit dem Vorbehalt, dass auch der Tod vor Freude, wenigstens heutzutage, wo ja die Affecte im Ganzen weniger
überwältigend sind, als in früheren, naiveren Zeiten, sehr
selten ist, scheint diese Regel richtig, vielleicht aber nicht
frei von Ausnahmen, da in einem Falle die auf ihren
Höhepunkt getriebene Raserei einer bösartigen Frau sie
auf der Stelle getödtet hat (s. Schauenstein in Maschka's
Handbuch der gerichtlichen Medicin. Bd. I, pag. 813[18]).

Wie schon früher bemerkt, ist es nicht meine Absicht,
hier ein physiologische Analyse aller körperlichen Phänomene der verschiedenen Affecte zu versuchen.

Ich begnüge mich vorläufig mit dem Versuch an den
hier erörterten vier grossen Affecten, und das auch nur
in ihren ausgeprägtesten Formen, so zu sagen ihrer conventionellen Gestalt, — denn das leuchtet ja ein, dass es
psychische Zustände giebt, die unter der Bezeichnung
Freude, Zorn, etc. gehen, ohne nach ihren physiologischen
Erscheinungen ganz in die oben gegebenen Schilderungen zu
passen. Das bedeutet nicht Fehler oder Unvollkommen-
heit der Analyse, sondern unvermeidliche Folge des schon
früher hervorgehobenen Umstandes, dass die ganze hier
angewandte Methode des Vorgehens, in der der Ausgangspunkt bei den alltäglichen Begriffen genommen wird, an und
für sich verkehrt und unlogisch ist, wenn auch hoffentlich
zweckmässig zur Erreichung einer vorläufigen Verständigung.

Eine vollständige Analyse der weniger starken, d. h. in körperlicher Beziehung weniger ausgeprägten Affecte würde bei unsern heutigen groben Beobachtungsmethoden, kaum glücken, und soll deshalb hier nicht versucht werden doch giebt es einzelne unter ihnen, deren physiologische Hauptzüge leicht in die Augen fallen und ganz lehrreich sind, weswegen ich ihnen eine kurze Besprechung widmen will. —

Die Verlegenheit (Schüchternheit) ist nicht durch eine sehr ausgeprägte Schwächung der willkürlichen Innervation characterisirt — obgleich wohl immer ein gewisses Schwächegefühl eine grosse Schüchternheit begleitet, die ja die Empfindung des „in die Erde versinken müssens" giebt — dagegen durch eine sehr ausgesprochene Unsicherheit der Innervation, sodass diese nicht auf das gehörige Maass beschränkt wird, auch andere Muskeln als beabsichtigt, in Thätigkeit setzt, zu starke Zusammenziehung einiger Muskeln, ungenügende anderer veranlasst, kurz gesagt, „uncoordinirte" Bewegungen macht*).

Der Verlegene ist nur mangelhaft Herr seiner Muskeln, kann die Worte nur mühsam articuliren, stottert und stammelt beim Sprechen, fährt mit den Händen umher, verliert, was er darin hält, dreht die Augen hin und her, geht unsicher, fällt über seine eigenen Beine. Ein sehr verlegenes Kind kann täuschend das Bild eines beginnenden Veitstanzes bieten, einer Krankheit, deren erstes Stadium gerade in einer schlechten Coordination der beabsichtigten Bewegungen besteht. Bei dem Verlegenen findet

---

*) Aber von einer etwas andern Form als die Coordinationsstörungen der Wuth. Der Unterschied ist wahrscheinlich dadurch bedingt, dass die letzteren von Functionsstörungen im Gehirn herrühren, während die Incoordination der Verlegenheit ihren Ursprung in Störungen — erhöhter Irridiation — der Rückenmarksfunctionen hat.

sich auch leicht eine ähnliche Unsicherheit in der Innervation der Gefässmuskeln; die feinen Blutgefässe werden
abwechselnd verengert und erweitert, anscheinend ohne
Ursache; so entsteht ein häufiger Farbenwechsel, der
Verlegene ist den einen Moment bleich, den nächsten ganz
roth. Alle diese körperlichen Erscheinungen begleitet
eine ebenso ausgesprochene Störung der Denkkraft, besonders in der Form einer Erschwerung des Innehaltens
eines bestimmten Gedankengangs, des „Zusammenhaltens
der Gedanken," der Verlegene wird dadurch „confus"
„verwirrt".

Die Spannung, die gespannte Erwartung, ähnelt
der Angst insoweit, als sie wie diese von einem apathischen Zustand, einer Neigung zur Zusammenziehung in
den organischen, unwillkürlichen Muskeln begleitet wird,
mit den verschiedenen Folgen einer solchen Zusammenziehung: häufigem Drang zur Entleerung der verschiedenen
Se- und Excrete, ein „fieberhafter" Zustand, der wirklich
einige der auffallendsten Symtome des Fiebers zeigt; Herzklopfen, beschleunigter Puls, Kälteschauer, Schlaflosigkeit.
Es fehlt aber die Lähmung der willkürlichen Muskeln,
wie sie bei der Angst auftritt; dagegen wird die Spannung von einer labilen und lebhaften Innervation des willkürlichen Muskelsystems begleitet, die sich als ein Drang
zu Bewegungen äussert. Der Gespannte wird unruhig,
kann auf seinen Füssen nicht still stehen, sondern steht
„wie auf Nadeln" oder „auf Kohlen", sitzt nicht einen
Augenblick ruhig, springt unaufhörlich auf, geht fortwäh-
rend auf und ab, wirft sich schlaflos im Bett von einer
Seite zur andern. Daher heisst es auch, man wäre „beun-
ruhigt" wegen einer Angelegenheit, an der man Theil nimmt,
ohne ihren Ausfall zu kennen.

Die Enttäuschung steht dem Kummer nahe, da sie von einer Lähmung der willkürlichen Innervation begleitet wird, die sich durch ein Gefühl von Müdigkeit, Schlaffheit (ein langes Gesicht) und Unlust gegen jede Anstrengung zu erkennen giebt. Es fehlt aber die spastische Verengerung der Blutgefässe, die eins der hervortretendsten Phänomene des Kummers ist.

Die angeführten Beispiele werden trotz ihres geringen Umfanges hinlänglich zeigen, worauf eine solche Analyse ausgehen kann, und was man bei unseren heutigen Voraussetzungen davon erwarten darf. Auch dürfen sie wohl als zahlreich und mannigfaltig genug betrachtet werden, um eine Vorstellung davon zu geben, welche physiologischen Grundphänomene bei unseren Affecten ins Spiel kommen. Man sieht, dass sie alle Functionen des Nervenlebens umfassen und theils als Innervationsstörungen auftreten, d. h. als Störungen der Impulse, welche die Muskeln (und zum Theil auch die Drüsen), durch die Nerven erhalten; theils, wenn auch weniger auffallend, als Sensibilitätsstörungen, Schwächung oder Erhöhung der Sensibilität und subjective Sensationen, theils endlich als Störungen der Intelligenz, durch die das Gedankenleben erhöht oder herabgesetzt wird.

Die Innervationsstörungen, die nicht allein das auffallendste Phänomen der Affecte bilden, sondern wohin, wie später erhellen wird, vielleicht ihre eigentliche unmittelbare körperliche Aeusserung gehört, verbreiten sich

über die verschiedenen Abschnitte des ganzen Muskelsystems, treffen so bald die willkürlichen, bald die organischen und hier besonders die Gefässmuskeln, theils den
Muskelapparat der verschiedenen Eingeweide. Die Störungen können ganz verschiedener Art sein; entweder ist
die Innervation verstärkt und die Muskeln contrahiren
sich nun leichter und kräftiger als unter gewöhnlichen
Verhältnissen; oder sie ist vermindert und es ensteht
Müdigkeit, Schwäche und Erschlaffung der Blutgefässe
und der übrigen muskulären Organe, oder endlich kann
die Innervation, ohne deshalb nothwendigerweise erhöht
oder herabgesetzt worden zu sein, den Muskeln unregel-
mässig, in wechselnder Stärke und ohne genaue Abmessung
zufliessen, wodurch Mangel an Präcision im Zusammen-
wirken der Muskeln, Incoordination[19] entsteht. Die Art
der Innervationsstörungen in den verschiedenen Abschnitten
des Muskelsystems ist bei den einzelnen Affecten nicht
vollkommen analog; der eine, z. B. die willkürlichen Muskeln, können gelähmt sein, während der andere z. B. die
Gefässmuskeln, in einem krampfhaften Zustande sich befinden etc.*) Es entsteht somit eine Reihe verschiedener
Combinationen, die durch die einzelnen Affecte repräsentirt
sind. Da wir mit drei verschiedenen Muskelsystemen zu
thun haben, von denen — vielleicht — jedes in dreifach
verschiedener Weise afficirt sein kann, während manchmal
nur eines oder zwei Functionsstörungen erleiden, so scheint
es 127 verschiedene Combinationen, somatische Formen
der Affecte zu geben, allein mit Rücksicht auf Innervationsstörungen. Natürlich kann nicht a priori angenommen werden, dass alle diese hypothetischen Combinationen

---

*) Vielleicht ist jedoch die Functionsstörung der Gefäss- und der
übrigen organischen Muskeln stets dieselbe.

in Wirklichkeit vorkommen, während auf der anderen Seite die Verschiedenheiten in der relativen Stärke der einzelnen Phänomene eine unendliche Zahl von Nüancen bedingt. Für die sieben oben besprochenen Affect-Formen könnte man folgendes Schema aufstellen.

Schwächung d. willkürl. Innervation					= Enttäuschung
„	„	„	+ Gefässverengerung		= Kummer
„	„	„ +	„	+ Spasmus der organ. Muskeln	= Schreck
„	„	„ + Incoordination			= Verlegenheit

Erhöhung d. willkürl. Innervation		
{ + Spasmus der organischen Muskeln		= Spannung
{ + Gefässerweiterung		= Freude
{ +	„ + Incoordination	= Zorn

Es ist also einleuchtend, dass es nicht correct ist, wenn man ohne weiteres die allgemeine Regel aufstellt, dass die Affecte von erhöhter Muskelthätigkeit begleitet werden*), und ebensowenig ist vom physiologischen und — wie sich zeigen wird — psychologischen Standpunkt aus, eine Eintheilung der Affecte in active und passive, sthenische und asthenische berechtigt, oder wie man diesen Gegensatz sonst bezeichnen will. Die meisten Gemüthsbewegungen besitzen sowohl ein actives, wie ein passives, ein sthenisches und ein asthenisches Element, und einige ausserdem ein drittes, das man weder activ noch passiv nennen kann.

Es entsteht nun gegenüber den verschiedenen körperlichen Phänomenen der Affecte eine Frage, deren Beant-

---

*) — — Die diffuse Entladung, welche Gefühle jeder Art begleitet, übt auf den Körper eine Wirkung aus, nämlich, dass die Muskulatur in Errregung versetzt wird. — Diese Gefühle rufen körperliche Thätigkeit hervor, die um so lebhafter ist, je intensiver sie selbst sind. — Die auffälligste Besonderheit der Entladung, welche Gefühle jeder Art begleitet, ist der Umstand, dass sie Muskelzusammenziehungen hervorruft, deren Betrag der Höhe des Gefühls proportional ist. (H. Spencer. Principien der Psychologie II. §§ 496, 497).

wortung von entscheidender Bedeutung für ihre Physiologie ist, nämlich die, ob alle diese Phänomene physiologisch gleichwerthig, nebengeordnet sind, oder ob gewisse Erscheinungen als secundär und von den andern verursacht zu betrachten sind; ob z. B. bei dem Traurigen Lähmung und Gefässkrämpfe unmittelbar durch ein und dieselbe Ursache veranlasst sind, oder ob die ursprüngliche Einwirkung direct eine dieser Erscheinungen veranlasst, und diese wieder die übrigen hervorruft. Für diesen letzten Fall entsteht die weitere Frage, welche Erscheinungen primär, welche secundär sind. Nun können alle bisher erörterten Phänomene auf zwei Hauptgruppen reduzirt werden:

Veränderungen in der Gefässinnervation und Veränderungen in den Functionen der übrigen Nerven, und da nach allen unsern physiologischen Erfahrungen durchaus nicht angenommen werden kann, dass Functionstörungen der zweiten Gruppe Ursache vasomotorischer Veränderungen werden könnten, während sich gegen das umgekehrte Verhältniss a priori nichts einwenden lässt, so reducirt sich das Problem auf folgende Frage: „Ist es möglich, dass die vasomotorischen Störungen, die Veränderungen der Weite der Blutgefässe, und damit der Blutmenge in den einzelnen Organen, die eigentliche, primäre Wirkung der Affecte sind, während die übrigen Erscheinungen — Bewegungsabnormitäten, Empfindungslähmungen, subjective Empfindungen, Secretionsänderungen, Intelligenzstörungen — nur secundäre Störungen sind, die ihre Ursache in Anomalien der Gefässinnervation haben? Ist es nicht beispielsweise möglich, dass die Muskelschwäche des Bekümmerten von dem Umstande herrührt, dass sein Nervensystem ganz wie seine Haut und alle übrigen

Organe zu wenig Blut erhält wegen der Verengerung der feinen Arterien; und dass der Gewaltsamkeit und Unlenkbarkeit des Wüthenden die starke Blutüberfüllung seines Gehirns zu Grunde liegt, welche dies Organ zweifellos ebensosehr betrifft wie seine Haut und seine Schleimhäute?

Bei unserer heut noch so lückenhaften Einsicht in die Physiologie des Nervensystems, besonders bei unserm unvollständigen Verständniss der so vielfach wichtigen Frage nach der Bedeutung des Blutgehalts der nervösen Organe für ihre Function, bei diesen Lücken unseres Wissens ist es einleuchtend, dass die hier gestellte Frage noch nicht mit entschiedener Sicherheit beantwortet werden kann. Soviel wissen wir indess mit Bestimmtheit, dass die einzelnen Theile des Nervensystems: Gehirn, Rückenmark etc. in hohem Grade durch Aenderungen ihres Blutvorraths in ihren Leistungen beeinflusst werden, und dass ebensowohl ein zu geringer, wie ein zu grosser Blutgehalt Ursache krankhafter Symptome wird. Man kann sich durch einen einfachen Versuch leicht von der Bedeutung des Blutzuflusses zum Kopfe überzeugen und diesen Versuch an sich selbst anstellen: drückt man mit den Fingern die grossen Halsschlagadern zusammen, so beraubt man das Gehirn des grössten Theils seiner Blutzufuhr und die augenblicklichen Folgen dieser Störung sind Schwindel, Empfindungen von Schwäche und Ohnmacht, benommenes Bewusstsein, so dass man bald gezwungen ist, den Versuch abzubrechen; dann kommt alles wieder schnell in Ordnung; unterbricht man jedoch den Blutstrom durch eine dieser Pulsadern dauernd vermittelst einer Unterbindung, wie das nicht selten zu operativen Zwecken geschieht, so tritt oft Lähmung der von der fraglichen Hälfte des Gehirns mit Bewegungsimpulsen versehenen Körperseite ein, und

diese Lähmung verliert sich erst, wenn der Blutumlauf
im Gehirn auf Umwegen wieder in Ordnung gekommen
ist. Ein anderes Experiment, das man leicht an gewissen
Thieren vornehmen kann, besteht in künstlicher Blutleere
der unteren Rückenmarkstheile durch Zusammendrücken
der Hauptpulsader des Körpers der Aorta (Stensonscher
Versuch); kaum hat der Druck einige Augenblicke ge-
dauert, so ist das Thier an Unterleib und Hinterbeinen
vollständig gelähmt und empfindungslos; Bewegung und
Empfindung kehren aber nach Aufhören der Compression
ebenso schnell wieder zurück. Dass sich der Mensch in
einem solchen Falle ebenso verhält, ist aus Krankheits-
fällen bekannt, wo der Blutstrom der Aorta, durch den
der grösste Theil des Rückenmarks versorgt wird, plötzlich durch irgend einen Anlass unterbrochen wird. Diese
und ähnliche Erfahrungen und Versuche sind allerdings
grob und plump im Vergleich mit den Vorgängen bei
vasomotorischen Störungen, Veränderungen in der Innervation der feinen Gefässe und damit ihrer Weite. Diese
Störungen können ihrem Grade nach unendlich viel Nüancen
haben, und können auf bestimmte Abschnitte der fraglichen Organe beschränkt sein, so dass auch ihre Wirkungen
Abstufungen der Intensität und mannigfache Formen und
Combinationen zeigen können, die wir durch keine Ver-
suchsanordnung nachahmen können, jedenfalls beweisen
angeführte Thatsachen hinlänglich die augenblickliche
und tiefgehende Einwirkung des wechselnden Blutgehalts
auf die Functionstüchtigkeit der Organe, die unsern Bewegungen, Empfindungen und psychischen Leistungen vor-
stehen. Dass es auch besonders Gefäss-Spasmen in den
nervösen Centralorganen sind, die vielen und oft intensiven,
an sich aber vorübergehenden Störungen der Function

dieser Organe zu Grunde liegen, — z. B. epileptischen
Anfällen, maniacalischen Paroxysmen — darüber besteht
unter den heutigen Physiologen und Pathologen auch
kaum eine Meinungsverschiedenheit, und dieser Umstand
spricht ja sehr entschieden für den hier angedeuteten Zusammenhang der emotionellen Phänomene untereinander.
Wenn sich also prinzipiell nichts gegen eine Theorie
einwenden lässt, welche die verschiedenen emotionellen Erscheinungen von Störungen der Gefässinnervation ableitet,
welche die Affekte begleiten, und die somit diese vasomotorischen Störungen zum einzigen primären Symptom[20]
macht, so bleibt uns noch die Aufgabe zu untersuchen, ob
diejenigen Störungen, die so auffallend sind, wenn sie die
Hautgefässe treffen — durch Erröthen oder Erblassen,
Anschwellung oder Zusammensinken, Wärme oder Kälte —
auch in den inneren Organen, besonders dem Centralnerven-
system auftreten, in welchem ja die meisten anderen emotionellen Erscheinungen entspringen[21]. Dass sich diese
Affection der Gefässe ¦auch im Nervensystem abspielt, ist
ja eine nothwendige Voraussetzung dafür, dass sie den
übrigen Innervationsstörungen zu Grunde liegen. A priori
ist wohl die Annahme am wahrscheinlichsten, dass die
Veränderuugen in dem Contractionszustande der Gefässe
während der Affecte nicht auf die Haut eingeschränkt
sind, sondern sich über den ganzen Organismus verbreiten;
es giebt, wie wir das auch oben schon gelegentlich angedeutet
haben, genug Anzeichen dafür, und ich bin ja in der Erklärung verschiedener Phänomene der Affecte von der Voraussetzung einer derartigen universellen Verbreitung der emotionellen Hyperaemie oder Anaemie ausgegangen. Trotzdem wäre
es ja sehr günstig, wenn man unmittelbare Beobachtungen
und Erfahrungen anführen könnte für die Annahme, mit

deren Richtigkeit oder Unrichtigkeit die ganze von mir vertretene Anschauung steht und fällt. Aber die Anzahl und
der Werth solcher Erfahrungen lässt für unsere physiologische Einsicht nicht wenig zu wünschen übrig. Dieser
Unzulänglichkeit des empirischen Materials ist auch nicht
leicht abzuhelfen, da natürlich der Thier-Versuch auf
diesem Gebiet entweder überhaupt nicht zur Anwendung gebracht werden kann, oder nur sehr unsichere
Resultate giebt*); und bezüglich des Menschen war man
bisher darauf beschränkt, seine Schlüsse aus den äusserst
seltenen Fällen zu ziehen, die Bedingungen für directe
Beobachtung des Gehirns und seiner Blutgefässe bei Individuen dargeboten haben, die sich in einem einigermassen
normalen „Gemüthszustande" befanden, mindestens soviel
geistige Lebendigkeit besassen, um ein Object wechselnder
Stimmungen werden zu können.

Man hat die Aenderungen der Blutmenge im Gehirn
durch Temperatur-Messungen aussen am Kopfe zu bestimmen gesucht, und diese Methode kann man leicht bei
jedem Menschen anwenden, so dass man sein Erfahrungs-
material beliebig gross machen kann, und man hat es beweisen wollen, dass am Kopf eine Temperaturerhöhung
bei jeder angestrengten geistigen Arbeit eintritt, in Folge
des vermehrten Blutzuflusses zum Gehirn. Aber wenn
diese Methode selbst unanfechtbarer wäre, als sie es in der

---

*) Es existiren ein paar Versuchsreihen (v. Bezold und Danil-
ewsky, Conty und Charpentier) die die Aenderungen des Blutdruck
durch den Einfluss der Affecte illustriren, besonders den des Schrecks,
der einzigen Gemüthsbewegungen, die man experimentell zur Noth erregen kann. Dieser Einfluss ist sehr augenfällig; ein plötzlicher
Schreck ruft — selbst noch nach Durchschneidung des N. vagus — eine
Erhöhung des Blutdrucks in den grossen Arterien hervor, also eine
Zusammenschnürung der feinen Gefässe, wie wir sie auch für den
Menschen als Schreckwirkung angenommen haben.

That zu sein scheint, so hat sie für das Studium der
Affecte kaum irgend einen Werth, weil die Verhältnisse
sich hier so schnell ändern, dass die plötzlichen Kreislauf-
veränderungen nicht lange genug anhalten, um aussen am
Kopf die Temperatur zu verändern, besonders nicht bei
Individuen, welche wissen, dass sie als Versuchsobjecte
dienen. Unsere heutigen unmittelbaren Erfahrungen über
den Blutgehalt des Gehirns beim Stimmungswechsel stammen also von den Fällen her, bei denen grössere Stücke
der Hirnschale verloren gegangen sind, so dass das Hirn
— oder seine Häute — entblösst sind, während sich die
Kranken trotzdem in einem einigermaassen normalen
geistigen Zustand befanden. Aber die Möglichkeit, einen
derartigen Fall beobachten zu können, genügt allein noch
nicht; um irgend ein Resultat zu erreichen, muss man
noch das Glück haben, als Beobachter gerade in dem
Augenblick zugegen zu sein, wo der Patient zufällig —
denn künstlich darf man natürlich nicht dahin wirken —
von einer stärkeren Gemüthsbewegung erregt wird, denn
es ist nicht gerade jedermanns Sache, die fraglichen Verhältnisse, besonders die Veränderungen der pulsatorischen
Hirnbewegungen, richtig zu würdigen.

Wie begreiflich, ist nun das heut vorhandene Beobachtungsmaterial nur unbedeutend und reicht eben nur
hin um zweifelfrei zu ·beweisen, dass die Gemüthsbewegungen in der That von Circulationsstörungen im Gehirn
begleitet werden. Es giebt darüber schon Beobachtungen
älteren Datums. So hatte der berühmte englische Chirurg,
Astley Cooper, der zu Anfang dieses Jahrhunderts lebte,
Gelegenheit einen Mann mit einem bedeutenden Defect
des Schädelbeins zu beobachten und dabei zu constatiren,
dass die Pulsationen des Gehirns sich jedesmal erhöhten,

wenn etwas gesagt wurde, was dem Patienten nicht be-
hagte. Unter ähnlichen Verhältnissen hat vor einigen
Jahren der italienische Physiolog Mosso*) in Turin genauere
Beobachtungen gemacht. Bei einem Manne, dessen Gehirn
in bedeutender Ausdehnung bloslag, konnte er oft wahr-
nehmen, wie eine Empfindung von Kränkung oder Zorn,
durch einen Verweis veranlasst, die Pulsationen des Gehirns verstärkte, — ebenso den Puls in den Arterien des
Arms, ohne dass die Herzthätigkeit sich irgend afficirt
zeigte. Eine auffallende Aenderung der Hirnpulsation stellte
sich in der Mittagszeit beim plötzlichen Glockenläuten ein,
was Mosso dadurch erklärt, dass der Patient in Affect gerieth, weil er sich wegen des Versuchs nicht wie gewöhnlich beim Läuten bekreuzigen konnte, um sein Ave Maria
zu sagen. Im Ganzen fand Mosso, dass Gemüthsbewegungen
den Blutlauf im Gehirn viel tiefer beeinflussen, als Gedan-
kenthätigkeit, wie stark sie auch angespannt wurde.

Nach allen physiologischen Erfahrungen steht also
nichts der Annahme entgegen, dass die unmittelbare
körperliche Aeusserung des Affects eine Veränderung in
der Function des vasomotorischen Apparats ist, verschieden
für jeden einzelnen Affect, und dass die übrigen körperlichen Erscheinungen, welche die Affecte begleiten, hervorgerufen sind durch diese vasomotorischen Störungen,
diese Aenderungen in dem Blutgehalt der verschiedenen
Organe und Körpertheile; so erklären sich also die entstehenden Veränderungen im Aussehen (Haut) und den
Functionen[22] (Nervensystem, Absonderungsdrüsen) der
Organe. Die Annahme eines solchen Zusammenhangs ver-
einfacht in hohem Grade das ganze Verhältniss und

---

*) A. Mosso. Ueber den Kreislauf des Bluts im menschlichen
Gehirn. 1881. S. 13.

erleichtert auch — wie wir das gleich sehen werden —
das physiologische Verständniss, das schwer wäre, wenn
wir ein directes, primäres Entstehen aller dieser verschiedenen Phänomene annehmen müssten. Übrigens muss ausdrücklich hervorgehoben werden, dass die von mir hier
vertretene Grundauffassung der Psychologie der Affecte
durchaus nicht erschüttert wird, wenn künftige Untersuchungen uns die zuletzt erwähnte Auffassung aufzwingen
sollten. Bis jetzt ist für die vasomotorische Theorie eine
so grosse Wahrscheinlichkeit vorhanden, dass wir in den
nachfolgenden Betrachtungen von ihr ausgehen dürfen.

Wir stehen nun vor der Frage, die das wesentliche
Interesse in psycho-physiologischer Hinsicht besitzt, und
deshalb den Mittelpunkt dieser Untersuchung bildet, vor
der Frage über das Wesen des Verhältnisses zwischen
den Gemüthsbewegungen und den begleitenden
körperlichen Erscheinungen.

Bisher habe ich stets, wenn auch unter Protest, Wen-
dungen gebraucht wie: „die von den Gemüthsbewegungen
hervorgerufenen physiologischen Phänomene oder „die
physiologischen Phänomene, welche die Affecte begleiten" etc., um für die gegenseitige Verständigung vorläufig die gewohnten Bezeichnungen für das fragliche
Verhältniss anzuwenden. Dies Verhältniss ist sonderbarer
Weise bisher noch nie einigermassen präcisirt worden;
ich kenne keinen Versuch, seine eigentliche Natur zu

bestimmen. Für die populäre Vorstellung ist die Sache sehr
einfach; die Gemüthsbewegungen sind Entitäten, Substanzen, Kräfte, Dämonen, die den Menschen erfassen und
körperliche wie geistige Erscheinungen bei ihm hervor-
bringen: „ein Kummer ergriff mich", „eine Freude ist mir
begegnet", „der Zorn beherrscht mich" „der Schreck über-
fiel mich" etc.²⁸ Diese naive Auffassung, die ja wie so
vieles in der populären Psychologie, und manches in der
wissenschaftlichen, ihre Stärke nur in einer gewissen An-
schaulichkeit hat, würde die moderne Psychologie wohl kaum
anerkennen, wenn sie uns an ihrer Stelle irgend eine mehr ver-
ständliche oder exacte Erklärung geben könnte. Die meisten
modernen Autoren auf dem Gebiete der wissenschaftlichen
Psychologie lassen sich auf diese ganze Frage überhaupt
nicht ein*); scheinen sie fast absichtlich mit Stillschweigen
zu übergehen, vielleicht um mangels einer physiologischen
Erklärung ihre Zuflucht nicht zur Geheimsprache der
speculativen Psychologie nehmen zu müssen. So kann man
wohl sagen, dass auch die wissenschaftliche Psychologie die
Theorie theilt, dass die Affecte die begleitenden körperlichen
Erscheinungen hervorrufen, veranlassen. Was nun aber die
Gemüthsbewegungen eigentlich sind, dass sie eine solche
Gewalt über den Körper haben können, darüber sucht
man, meine ich, in der ganzen modernen Psychologie um-
sonst nach einer Aufklärung, selbst bei Wundt (Physiolog.
Psychologie. 2. Auflage Bd. II. Cap. 13).

Will man nach einem klaren Verständniss des hier
discutirten Verhältnisses suchen, so muss man, wie mir
scheint, das Problem ungefähr in dieser Weise formuliren:

---

*) Die äussere Bewegung entspringt stets aus der inneren, der
Gemüthsbewegung (Wundt: Ueber den Ausdruck der Gemüthsbewegungen.
Deutsche Rundschau. April 1877).

wir haben bei jeder Gemüthsbewegung als sichere und handgreifliche Factoren: 1) eine Ursache — einen Sinneseindruck, der in der Regel vermittelst einer Erinnerung oder einer associirten Vorstellung wirkt — und darauf 2) eine Wirkung, nämlich die oben erörterten vasomotorischen Veränderungen und die fernerhin aus ihnen hervorgehenden Veränderungen in den körperlichen und geistigen Functionen. Es entsteht nun die Frage:

Was liegt zwischen diesen beiden Factoren? oder liegt überhaupt etwas zwischen denselben? Wenn ich in Zittern gerathe, weil ich mit einer geladenen Pistole bedroht werde, entsteht dann in mir erst ein rein seelischer Vorgang, entsteht eine „Angst", welche das ist, was mein Zittern, Herzklopfen, mein sich verwirrendes Denken bewirkt; oder werden diese körperlichen Phänomene unmittelbar von der erschreckenden Ursache hervorgerufen, sodass die Gemüthsbewegung ausschliesslich aus den functionellen Störungen in meinem Körper besteht?

Die Beantwortung dieser Frage ist, wie man leicht einsieht, nicht allein von eingreifender Bedeutung für die Psychologie der Affecte, sondern auch von der grössten practischen Bedeutung für jeden Arzt, der mit den pathologischen Folgen heftiger Gemüthsbewegungen zu thun hat.

Die allgemein gangbare Anschauung scheint, wie schon bemerkt, darauf hinauszulaufen, dass die unmittelbare Wirkung eines Vorgangs, dem ein Affect folgt, von rein psychischer Natur ist; — also entweder die Entstehung einer neuen Kraft in der Seele oder das Zustandekommen einer Modification des seelischen Zustandes — und fernerhin, dass dieses Geschehen in der Seele der eigentliche Affect ist, die wahre Freude, Trauer etc. während die körperlichen Erscheinungen nur Nebenphänomene sind, die zwar nie fehlen, aber doch an und für sich ganz unwesentlich sind.

Der rein seelische Affect ist eine Hypothese und hat wie jede Hypothese, nur ihre Berechtigung, wenn sie zwei Bedingungen erfüllt, nämlich 1) die Erscheinungen, zu deren Erklärung sie aufgestellt wird, zu erklären, und 2) zur Erklärung dieser Erscheinungen nothwendig zu sein.

Bezüglich der ersten dieser Bedingungen hat die fragliche Hypothese ebenso leichtes Spiel, wie alle Hypothesen der speculativen Wissenschaft überhaupt; ohne durch Einwendungen von Seiten der Erfahrung eingeschränkt zu werden, kann man sie ganz nach Behagen ausbauen, ihnen jede beliebige Eigenschaft und Kraft beilegen, und sie leisten ohne weitere Schwierigkeit jeden Dienst, der von ihnen verlangt wird. Kann die seelische Angst erklären, dass man erblasst, zittert etc.? Verstehen wir das nun auch nicht, so steht es uns doch frei, es anzunehmen, und dabei ist man ja gewohnt, sich zu beruhigen.

Wenn die Hypothese der psychischen Natur der Affecte somit an diesem Punkte unangreifbar ist, — allerdings mehr, weil sie sich einer Prüfung entzieht, als weil sie dieselbe besteht — so entsteht die Frage, ob sie die andere Bedingung erfüllt: unentbehrlich zu sein für die Erklärung der Gruppe von Phänomenen, die wir Affecte nennen, sodass dieselben ohne ihre Hilfe nicht verstanden werden können.

Wer das bezweifeln wollte, wer z. B. Jemandem, der in der üblichen Vorstellung über diese Frage aufgewachsen ist, klar machen wollte, dass, wenn er erschrickt, sein Schreck nur eine Wahrnehmung der Veränderung in seinem Körper ist, der würde wohl zuerst auf folgenden Einwand stossen: „Die Annahme dieses Verhältnisses wird durch die persönliche Erfahrung bestimmt widerlegt, da man beim Schreck, wie bei jeder Gemüthsbewegung, eine ganz deutliche Empfindung hat von einer eigenthümlichen Veränderung, einem bestimmten Zustande in der Seele, ganz unabhängig von allem Körperlichen. Ich begreife wohl, dass dieser Einwand für die Meisten eine sehr grosse Bedeutung haben und schwer zu überwinden sein wird; und doch hat er selbstverständlich an und für sich nicht den geringsten Werth, so wahr wir absolut kein unmittelbares Unterscheidungsmittel dafür haben, ob eine Empfindung geistiger oder körperlicher Natur ist, und überhaupt kein Mensch im Stande ist, einen Unterschied zwischen psychischen und somatischen Gefühlen anzugeben. Wer eine Empfindung der Seele zuschreibt, thut es in der That nur auf Grund einer Theorie, nicht auf Grund der unmittelbaren Wahrnehmung. Ich zweifle nicht daran, dass die Mutter, die über ihr todtes Kind trauert, sich sträuben, ja vielleicht sich entrüsten wird, wenn man ihr sagt, dass, was sie fühlt, — die Müdigkeit und Schlaffheit ihrer Muskeln, die Kälte ihrer blutleeren Haut, der Mangel ihres Gehirns an Kraft zu klarem und schnellem Denken*) ist — alles erhellt von der Vorstellung der Ursache dieser Phänomene. Aber es ist kein Grund entrüstet zu sein; denn ihr Gefühl ist ebenso stark, so tief und rein, ob es aus der einen oder der andern Quelle stammt. Aber es kann ohne seine körperlichen Attribute nicht existiren.

---

*) Ich will mich nicht dabei aufhalten, dass man mir vielleicht entgegenhalten wird, man könne rein „seelisch" Kummer, Freude etc. empfinden, wenn der Affect nicht stark genug ist, um zu körperlichen Symptomen zu führen. Eine derartige Annahme beruht natürlich nur auf unvollständiger Beobachtung, oder darauf, dass man rein subjective Empfindungen — die der Leichtheit oder des Drucks, der Stärke oder Schwäche — als psychisch ansieht.

Man nehme bei dem Erschrockenen die körperlichen Symptome fort, lasse seinen Puls ruhig schlagen, seinen Blick fest sein, seine Farbe gesund, seine Bewegungen schnell und sicher, seine Sprache kräftig, seine Gedanken klar — was bleibt dann noch von seinem Schreck übrig?

Kann man sich also für diese Frage nicht auf das Zeugniss der persönlichen, subjectiven Erfahrungen verlassen, weil sie hier incompetent sind, so ist die Sache damit natürlich noch nicht aufgeklärt; wird die Hypothese der psychischen Affecte nicht durch die subjective Erfahrung nothwendig gemacht, so kann sie doch unentbehrlich sein, weil man ohne sie vielleicht nicht verstehen kann, wie die körperlichen Erscheinungen der Affecte zu Stande kommen*).

Wir haben somit zunächst zu untersuchen, ob die körperlichen Aeusserungen der Affecte auf rein körperlichem Wege zu Stande kommen können; ist das der Fall, so ist die Nothwendigkeit der Hypothese damit aufgehoben.

In der That ist nun ja auch nicht schwer nachzuweisen, und zwar aus der alltäglichsten Erfahrung, weshalb es ja im Grunde genommen auch wohlbekannt ist, dass Gemüthsbewegungen durch viele Ursachen hervorgerufen werden können, die mit Bewegungen der Seele nicht das Mindeste zu thun haben, wie sie andrerseits ebensogut oft durch rein körperliche Mittel erdrückt und gedämpft werden können. Dies ist so anerkannt, wenn auch wohl nicht mit klarem Bewusstsein vom wahren Zusammenhang der

---

*) Es ist wohl kaum nöthig, darauf hinzuweisen, dass die Annahme von Vorgängen in der Seele zur Erklärung der körperlichen Symptome für die wissenschaftliche Auffassung nur ein anderer Ausdruck dafür ist, dass die Entstehung dieser Symptome uns noch unerklärbar ist.

Dinge — dass unsere ganze Lebensweise, unsere tägliche Diätetik sich im Lauf der Generationen wesentlich mit dem Augenmerk gebildet hat, die behaglichen Affecte zu begünstigen und die peinlichen zu mildern oder ganz fern zu halten. Ich will blos ein einziges Beispiel anführen; es wird andere in Erinnerung rufen. Es ist eine der ältesten Erfahrungen der Menschheit, dass „der Wein des Menschen Herz erfreut" und die Fähigkeit der spirituösen Getränke, die nah verwandten Zustände, Kummer und Furcht — zu bekämpfen und Freude und Muth an ihre Stelle zu setzen, hat eine Anwendung gefunden, die an und für sich natürlich genug ist und unbedingt heilsam sein würde, wenn das Mittel nicht ausserdem noch andere Wirkungen besässe.

Wir begreifen alle: „warum Jeppe*) trinkt;" er will heraus aus seinem ehelichen Kummer und seiner Furcht vor Meister Erich, will wieder einmal singen und sich der frohen Zeit erinnern, als er noch „bei der Maliz" war. Der Schnaps macht ihn lustig und tapfer, ohne dass ein einziger erfreulicher oder aufmunternder Eindruck dazukommt, der direct auf seine Seele wirken könnte, und ohne dass er im geringsten seine Sorgen oder seine Feinde vergisst; er will sie nur unter der Einwirkung des Branntweins einmal auf eine andere Weise wie gewöhnlich ansehen, will dem Küster imponiren und seine Frau einmal durchprügeln — denn der Alkohol hat excitirend auf seinen vasomotorischen Apparat gewirkt, hat seine Herzschläge an Häufigkeit und Stärke gewinnen lassen, seine Capillargefässe erweitert und dadurch seine willkürliche Innervation erhöht, so dass er laut schwatzt,

---

*) Jeppe am Berge, Figur aus einem klassischen Lustspiel Holbergs. (Anm. d. Uebers.)

singt, poltert, anstatt jammernd und winselnd an der
Landstrasse umherzulungern. Er hat die Empfindung der
Wärme, Leichtheit, Stärke an Stelle seiner gewöhnlichen
Schlaffheit und Unfähigkeit; sein stumpfes Gehirn wacht
unter dem raschen Blutumlauf wieder zum Leben auf, die
Gedanken kommen im Fluge, alte Erinnerungen tauchen
auf und verdrängen das gewohnte Gefühl seines alltäglichen Elends — und das alles nur wegen eines Pegels
Schnaps, dessen Wirkung auf den Kreislauf wir verstehen
können, und der nicht die Dazwischenkunft der Seele
braucht, um auf das vasomotorische Centrum zu wirken.

Alle, die Branntwein trinken, haben ein ähnliches
Verhältniss zu ihm, wie Jeppe, und wir haben es überhaupt zu unseren täglichen Genussmitteln und unserem
Comfort, zu den mancherlei Einrichtungen, die wir treffen,
um uns Behaglichkeit und Bequemlichkeit zu schaffen. So
lange wir uns innerhalb der leichten und gewohnten
Schwingungen des täglichen Lebens befinden, tritt der Zusammenhang zwischen unserem Gemüthszustande und den
materiellen Einflüssen (z. B. durch die Nahrungsmittel)
natürlich nur wenig in den Vordergrund. Anders liegt
das Verhältniss für den Genuss gewisser Substanzen, die
so stark auf den Körper einwirken, dass sie fast wie
Arzneimittel angewendet werden oder unter die Kategorie
der Gifte gehören. So ist bekannt, dass der Genuss gewisser Pilze, besonders des Fliegenpilzes, die heftigsten
Anfälle von Wuth und Gewaltthätigkeit hervorrufen kann
— ihn brauchten, wie man annimmt, unsere streitbaren
Vorfahren, um sich in die rechte Stimmung für den
„Berserkergang“ zu versetzen; also ganz ähnlich, wie man
sich heut in Schnaps „Muth trinkt“. Wuthanfälle treten
auch manchmal nach dem Genuss von Hashish (indischen

Hanf) auf, der doch gewöhnlich, ähnlich wie Alkohol und
Opium, eine muntere Stimmung bis zum Ausbruch ausge-
lassner Lustigkeit hervorruft.

Gewisse „Uebelkeit erregende" Medicamente, wie
Brechweinstein, Ipecacuanha etc. rufen eine deprimirte
Stimmung hervor, die manche Aehnlichkeit mit der Furcht,
theilweis auch mit dem Kummer hat, und wie diese Affecte
von Collaps-Erscheinungen begleitet ist.

Können emotionelle Zustände durch den Genuss gewisser Stoffe, oder auf anderem rein körperlichen Wege
ausgelöst werden, so folgt daraus, dass man auf demselben
Wege lästige Affecte bekämpfen und schwächen kann;
rufen Branntwein oder Opium Freude hervor, so wirken
sie dem Kummer entgegen etc.

Die Macht des „kalten Wasserstrahls", Heftigkeit und
Zornausbrüche zu dämpfen, erhält ja gelegentlich eine
practische Anwendung und kann ja — in natura angewendet — doch kaum direct auf die Seele wirken; desto
mehr aber wirkt er auf die vasomotorischen Functionen.
Durch ein Medicament, das lähmend auf den vasomotorischen Apparat einwirkt, das wohlbekannte Bromkalium,
haben wir es in unserer Macht, nicht allein Angst und
Kummer und ähnliche unbehagliche Affecte zu mildern,
sondern auch, wenn wir wollen, einen ganz apathischen
Zustand herbeizuführen, in dem das Individuum ebensowenig im Stande ist, heiter oder betrübt, als ängstlich und
zornig zu werden, einfach, weil die vasomotorischen Functionen suspendirt sind.

Ist die hier vertretene Auffassung des Wesens der
Affecte begründet, so darf man überhaupt erwarten, dass
jede mit allgemeinen Veränderungen in den Functionen
des Gefässnervensystems verbundene Einwirkung auch

eine emotionelle Aeusserung haben muss. Natürlich darf
man nicht erwarten, dass die so entstandenen Gemüthsbewegungen eine ganz genaue Uebereinstimmung mit den
Phänomenen haben werden, für die man gewöhnlich diese
Bezeichnung vorbehält; die Unterschiede in den Ursachen
müssen sich auf diesem Gebiet natürlich durch Nüancen
in den Wirkungen aussprechen. Auch die verschiedenen
psychischen Ursachen haben ja in der That Wirkungen,
die durchaus nicht congruent sind. Die Gespensterfurcht
giebt z. B. nicht dasselbe Bild wie die Furcht vor den
Kugeln des Feindes. Trotzdem ist in vielen Fällen die
Aehnlichkeit zwischen den körperlich und den psychisch
bedingten Affecten auffallend genug gewesen, um sich der
unmittelbaren Auffassung aufzuzwingen, wie das viele
sprachliche Bezeichnungen deutlich beweisen. So hat man
in allen Sprachen einen und denselben Ausdruck für den
seelischen und körperlichen Schmerz; man hat ihre grosse
physiologische Aehnlichkeit erkannt, obgleich das hervor-
ragende Phänomen des körperlichen Schmerzes, nämlich
die subjective Empfindung in Folge der Fortleitung der
peripheren Reizung zum Sensorium, bei dem „Seelen-
schmerz" fehlt. Die Ursache der Aehnlichkeit mit dem
emotionellen Schmerz ist die reflectorische Innervation der
Gefässnerven, eine regelmässige Wirkung jeder stärkeren
Reizung sensibler Nerven.

Ebenso ist „Schauer" die gemeinsame Bezeichnung
der Sprache für die bei plötzlichen Einwirkungen von
Kälte auf die Haut und bei schreckhaften Eindrücken entstehenden Phänomene, und dass die naive Auffassung
keinen Unterschied zwischen dem Erschauern aus emotioneller und dem aus rein körperlicher Quelle kennt, sehen
wir in dem Märchen von dem Jungen, der auszog, „um

das Gruseln zu lernen," und der, nachdem er vergeblich
versucht hatte, durch die Gesellschaft von Verstorbenen
und Gespenstern ins „Gruseln" zu kommen, seinen Wunsch
erfüllt bekam, als er aus dem Bette in ein Fass mit kaltem
Wasser geworfen wurde, — bei ihm eine kräftigere Einwirkung auf den vasomotorischen Apparat, als der Anblick
von Leichenbetten und Gespenstern. — Die Bezeichnung
fieberhaft für den, der sich in starker Spannung befindet, zeigt ebenso, dass man von der Aehnlichkeit frap-
piert worden ist, welche leichte Fiebersymptome mit ihren
hauptsächlich vasomotorischen Störungen und diejenigen
körperlichen Zustände untereinander haben die durch un-
ruhige Erwartungen u. a. hervorgerufen werden[24].

Wie schon bemerkt, will ich in dieser kleinen Abhandlung nicht auf die grosse Frage nach dem Verhältniss
der Affecte zu den eigentlich pathologischen Zuständen,
den psychischen und körperlichen Krankheiten näher eingehen.

In dieser Beziehung existirt aber ein Verhältniss, das
ich hier nicht ganz übergehen kann, weil es für die uns
hier beschäftigende Frage — die Nothwendigkeit der
Hypothese rein seelischer Affecte — sehr aufklärend wirkt.
Giebt es etwas, was in schlagender Weise die Entbehr-
lichkeit dieser Hypothese beweisen kann, so ist es sicher
der Umstand, dass die Affecte entstehen, ohne durch
irgend eine äussere Einwirkung, irgend eine Begebenheit
hervorgerufen zu werden, die auf unser psychisches Leben
wirken, oder durch irgend eine Erinnerung oder Ideenassociation; und dass sie in *optima forma* entstehen, allein
auf Grund krankhafter Zustände, die sich im Körper ent-
wickeln oder von den Eltern geerbt sind.

Wenn man von der hier vertretenen Auffassung ausgeht, kann das nicht auffallend erscheinen; denn selbstverständlich kann der vasomotorische Apparat gelegentlich
ebenso leicht erkranken, wie jeder andere Abschnitt des
Nervensystems, so dass er in abnormer Weise functionirt
oder ausser Function gesetzt wird; man darf ihn sogar
für ganz besonders der Gefahr ausgesetzt halten, in krankhafter Weise zu functioniren, weil er der Theil des Nervensystems ist, der am wenigsten Ruhe geniesst und am
häufigsten functionellen Stürmen preisgegeben ist. Wo
das bei einem Individuum geschieht, wird es je nach Umständen niedergedrückt, oder rasend, ängstlich oder aus-
gelassen lustig, verlegen etc., alles ohne Motiv und obgleich
es sich bewusst ist, durchaus keinen Grund für seinen
Zorn, seine Furcht oder seine Freude zu haben. Wo ist
hier ein Stützpunkt für die Annahme eines „seelischen
Affects"?

Solche Fälle sind ausserordentlich häufig. Jeder Irren-
Arzt kennt die scharf entwickelten Formen, die als „Me-
lancholie" oder „Manie" auftreten; jeder Arzt, der sich
eingehender mit Nervenkrankheiten beschäftigt, hat in Fülle
die Gelegenheit, die noch lehrreicheren leichten Formen
zu sehen, die den Uebergang zwischen den eigentlichen
Geisteskrankheiten und den blossen „Verstimmungen"
bilden, die unter die Kategorie der „Reizbarkeit",
„Sonderbarkeit", „Schwermüthigkeit" etc. gerechnet werden
können. Am allerhäufigsten findet man die Schwermuth,
das Bild des Kummers (oder sogar der Verzweiflung),
der häufig genug zum Selbstmord führt, trotz des vollen,
hellen Bewusstseins von der absoluten Abwesenheit eines
jeden geistigen Motivs des Kummers. Nicht viel seltener
ist die krankhafte Angst, die oft mit dem auch ver-

wandten Affect, dem Kummer, verbunden ist, oft genug
jedoch auch für sich allein vorkommt. Seltener kommt es
begreiflicherweise vor, dass die Freude in eigentlich
krankhafter Weise auftritt; der blosse Umstand, dass die
Freude unmotivirt, ohne Veranlassung, erscheint, wird
begreiflicherweise, wenigstens bei Laien, selten dazu hin-
reichen, sie als krankhaft zu erkennen, noch weniger dazu,
ärztliche Behandlung zur Beseitigung dieses Zustandes auf-
zusuchen; dazu gehört gewöhnlich, dass sich entweder die
freudige Stimmung in einer ganz und gar ungebundenen
und haltungslosen Weise Luft macht, in Form einer mehr
oder weniger ausgeprägten Manie, oder dass sie auffallend
mit Perioden von Schwermuth abwechselt, und damit als
etwas Unnatürliches auffällt. Aehnliches gilt vom Zorn.
Man ist ja, was diesen Affect betrifft, gewöhnt, sich in
gar manches zu finden, ohne sich gegenüber etwas Patho-
logischem zu vermuthen, und man ist ja auch in der
Regel nicht anspruchsvoll bezüglich der Motivirung.
Alles hat ja aber seine Grenze, und es sind Zornesaus-
brüche oft genug so unbegründet und so zügellos, dass
Alle darin einig sein werden, sie als Aeusserungen eines
krankhaften Zustandes aufzufassen.

Für den nicht medicinisch Gebildeten giebt es vielleicht
kaum etwas, was mit Rücksicht auf die hier behandelten
krankhaften Gemüthsumstände aufklärender wirken kann,
als die Beobachtung eines solchen pathologischen Wuthan-
falls, besonders wenn er ganz rein, von anderen psychischen
Störungen uncomplicirt auftritt, wie das bei der, übrigens
nur seltenen, unter dem Namen „transitorischer Tobsucht"
gehenden Krankheitsform der Fall ist. Der Anfall kommt
oft ohne die geringste Veranlassung über die dazu dispo-
nirten, sonst ganz vernünftigen Personen, und versetzt

sie, — um mit dem neuesten Schriftsteller*) über diese Krankheit zu sprechen, — in einen Zustand von „wildem Zornparoxysmus mit furchtbarem, blindwüthigen Zerstörungs- und Vergewaltigungsdrange". Der Patient fährt plötzlich auf seine Umgebung los, schlägt, stösst mit den Füssen und würgt, wen er ergreifen kann, wirft alles, was er zu fassen bekommt, um sich her, zerschlägt und zerfetzt was ihm nahe kommt, zerreisst seine Kleider, schreit, heult und brüllt mit funkelnden, rollenden Augen, und zeigt dabei alle vasomotorischen Congestionssymptome, die wir als Begleiter der Raserei kennen gelernt haben. Das Gesicht ist geröthet, geschwollen, die Wangen heiss, die Augen hervorgequollen, ihre Bindehaut blutüberfüllt, der Herzschlag verstärkt, der Puls thut 100—120 Schläge in der Minute. Die Halspulsadern strotzen und klopfen, die Venen sind angeschwollen, der Speichel fliesst. Der Anfall dauert nur einige Stunden, endet plötzlich mit einem 8—12stündigen Schlaf, und beim Aufwachen hat der Patient vollständig vergessen, was vorgefallen ist.

Die besprochenen pathologischen Affecte entstehen, wie gesagt, aus körperlichen Abnormitäten, können als Ergebnisse anderer Krankheiten auftreten oder aus Störungen des Stoffwechsels, aus Verdauungsabnormitäten etc. hervorgehen. Sie werden deshalb auch durch eine materielle Therapie beeinflusst und können dadurch gebessert und geheilt werden. Die oben geschilderte transitorische Manie, die ihre Ursache so offenbar in einer plötzlichen Gehirncongestion hat, kann nach dem citirten Autor manchmal durch Eisumschläge auf den Kopf coupirt werden[25].

---

*) O. Schwartzer. Die transitorische Tobsucht. Wien 1880.

Ich sehe hier einen Einwurf voraus, den ich trotz seiner logischen Schwäche nicht unbeachtet lassen will. Unzweifelhaft werden Manche, in Uebereinstimmung mit dem alltäglichen Sprachgebrauch sagen: „Die Zustände, welche durch rein körperliche Einflüsse oder durch krankhafte körperliche Zustände herbeigeführt werden, können den Affecten wohl gleichsehen, aber sie sind keine Affecte."

Das Rasen z. B., das der Fliegenpilz hervorruft, oder das bei der Manie vorkommt, giebt wohl das Bild der Wuth, ist aber nicht „wirkliche" Wuth, eben so wenig wie die Freude, die man sich im Wein trinkt, „wahre" Freude ist; man kann deshalb aus der Abwesenheit einer seelischen Freude bei dem Fliegenpilz-Vergifteten oder dem Maniakalischen nicht darauf schliessen, dass es einen solchen rein seelischen Zustand überhaupt nicht giebt, wenn der Zorn auf die gewöhnliche Weise, durch einen seelischen Eindruck, bewirkt ist.

Es ist ja nun leicht einzusehen, dass eine solche Trennung der Affecte in wirkliche und scheinbare, eine solche Einschränkung des Gebiets der „wirklichen Affecte" ganz willkürlich, und auf einer *petitio principii* begründet ist. Der Grund der Anweisung einer Sonderstellung für die auf geistigem Wege bewirkten Affecte als die allein „wirklichen" ist einzig und allein der, dass man glaubt annehmen zu können, bei ihnen käme auch das Gemüth in Bewegung. Aber gerade darum handelt es sich ja in unserer Untersuchung.

In Wirklichkeit besteht der Unterschied zwischen
der Wuth des pilzvergifteten Berserkers, des Maniakalischen und dessen der eine blutige Beleidigung er-
litten hat, allein in der Verschiedenheit der Ursachen,
und in dem Bewusstsein von den respectiven Ursachen —
oder dem Mangel des Bewusstseins von einer Ursache
Will man auf Grund dieses Unterschiedes eine Trennung
vornehmen, so lässt sich dagegen natürlich nichts einwenden; nur muss man darüber im Reinen sein, worin der
Unterschied besteht.

Uebrigens ist es nicht so leicht, wie es vielleicht aus-
sieht, eine scharfe Grenzlinie zwischen materiellen und
psychischen Ursachen der Affecte zu ziehen; und suchen
wir ihrem physiologischen Unterschiede auf den Grund zu
gehen, so löst er sich in etwas physiologisch ganz Un-
wesentliches auf und schwindet uns unter den Fingern
hin. Nie ist jemand darauf verfallen, die von einem un-
gewöhnlich starken Knall herrührende Emotion von den
wahren Affecten abzutrennen. Niemand zögert, sie als
einen Schreck zu bezeichnen, und sie zeigt ja auch die
gewöhnlichen Kennzeichen des Schrecks. Trotzdem ist
sie keineswegs mit der Vorstellung irgend einer Gefahr
verbunden oder überhaupt durch irgend eine Ideenassociation, eine Erinnerung oder einen andern geistigen Vorgang veranlasst. Die Phänomene des Schrecks folgen dem
Knall unmittelbar ohne die Spur eines „geistigen" Schrecks.
Viele Menschen gewöhnen sich nie daran, neben einer
Kanone stehen zu bleiben, wenn sie abgefeuert wird, obgleich sie genau wissen, dass weder für sie noch für
andere eine Gefahr dabei vorliegt — blos des Knalles
wegen. Ausserdem kann man sich ja auf den Säugling berufen, der bei jedem starken Schalleindruck alle Phänomene

des Schrecks zeigt, ohne dass man hier verständigerweise annehmen könnte, dass der Laut bei ihm die Vorstellung einer Gefahr wachruft.

In diesem Falle, wo man annehmen muss, dass der vasomotorische Reflex einfach, wenn nicht direct durch den Hörnerven, so doch durch eine directe Leitung vom Hörcentrum aus geweckt wird, haben wir also eine Gemüthsbewegung von rein materiellem Ursprung*). Man muss also entweder diesen Schreck von den wahren Affecten ausschliessen, oder man darf die Unterscheidung zwischen geistig und körperlich bedingten Affecten nicht aufrecht erhalten. In dasselbe Dilemma kommt man gegenüber den in der Regel allerdings weniger intensiven, aber doch hinreichend ausgeprägten Emotionen, die durch einfache Eindrücke von den andern Sinnesorganen hervorgerufen werden, welche mit keiner Ideenassociation verbunden sind: die Freude über eine hübsche Farbe oder Farbenzusammenstellung, der Widerwille gegen einen hässlichen Geschmack oder Geruch, das Unbehagen bei einem Schmerz.

Hat man so erst einmal angefangen, sich unsicher zu fühlen bei der Feststelluug einer Grenzlinie zwischen den geistigen und körperlichen Ursachen der Affecte, so liegt darin ein starker Antrieb zu untersuchen, was diese Unterscheidung für eine physiologische Bedeutung hat, d. h. welcher Unterschied in dem cerebralen Mechanismus der Gemüthsbewegungen besteht, der Gehirnthätigkeit,

---

*) Dass es sich hier um einen einfachen Reflex, unmittelbar auf die Bewegungsnerven, handelt, wie z. B. Preyer anzunehmen scheint. (die Seele des Kindes 2. Aufl. pag. 51) ist nicht wahrscheinlich, theils weil die Bewegungserscheinungen überhaupt nicht den Character einer durch einen plötzlichen Eindruck angeregten Reflexbewegung haben, theils weil sich die Wirkungen ja nicht auf Bewegungserscheinungen einschränken.

welche auftritt, je nachdem sie durch eine sogenannte
seelische Ursache bedingt sind, oder durch rein materielle.

Bei unserer heut' noch so unvollkommenen Kenntniss
der Hirnphysiologie ist es freilich nicht sehr verlockend,
den Versuch einer Erklärung zu machen für das, was im
Gehirn bei seiner geistigen Arbeit vorgeht. Es kann hier
natürlich nur von den allergröbsten Grundzügen die Rede
sein, und zwar mit jeder möglichen Zurückhaltung bezüglich der Genauigkeit der Resultate. Trotzdem ist es
bei physiologischen Untersuchungen nicht nur berechtigt,
sondern auch richtig und nützlich, sich klar zu machen,
wie nahe man mit unseren augenblicklichen physiologischen
Vorkenntnissen den Dingen auf den Leib rücken kann.
Jedenfalls können wir uns mit der Einsicht ermuthigen,
dass die hier behandelten Verhältnisse — in ihren Grundzügen — die in ihrer Art fast einfachsten, am leichtesten
zu durchschauenden sind.

Was auch die Ursachen sind, welche die Affecte
hervorrufen, so treffen sich ihre Einwirkungen auf das
Nervensystem alle in einem Punkte, dem vasomotorischen
Centrum, der Gruppe von Nervenzellen, welche die Innervation der Blutgefässe reguliren. Durch die Erregung
dieser Zellen, die, wie bekannt, hauptsächlich in dem
Uebergang zwischen Gehirn und Rückenmark, im „ver-
längerten Mark" liegen, erzeugen die Ursachen der
Affecte, wie sie auch sonst beschaffen sein mögen, die
physiologischen Phänomene, aus denen die Affecte wesentlich bestehen. Aber die Wege dorthin sind verschieden
nach der Natur der Ursachen, nicht allein, ob sie durch
das eine oder das andere Sinnesorgan eintreten, sondern
auch ob sie in einfachen Sinneseindrücken allein bestehen
oder in mehr complicirten, sogenannten psysischen Pro-

cessen. Für die Entstehung derjenigen Emotionen, die durch einen einfachen Sinneseindruck, einen starken Laut, eine schöne Farbenzusammenstellung etc. zu Stande kommen, scheint es, dass der Weg zum vasomotorischen Centrum ganz direct sein muss, der cerebrale Mechanismus also sehr wenig complicirt. Denkt man sich in untenstehender Figur bei *O* das Sinnesorgan,

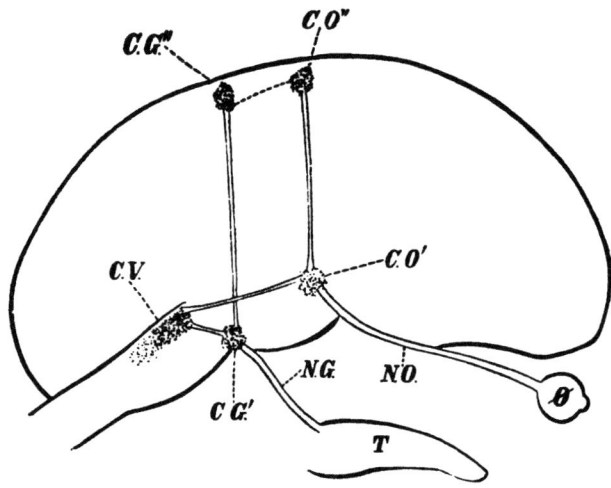

z. B. das Auge, das den fraglichen Eindruck erhält, der dann durch den Sehnerven *(N.O)* zu dem centralen Sehorgan *(C.O')* fortgeleitet wird, so wird eine einfache Nervenfaser-Leitung von diesem letzteren zum vasomotorischen Centrum *(C.V)* genügen, um den im Auge zuerst erweckten Impuls zu diesem fortzuleiten und auf diese Weise die emotionellen Veränderungen in der Gefässinnervation und ihre weiteren Folgen zu bewirken.[26]

Etwas verwickelter wird die Sache indessen, wenn es sich um die Affecte handelt, die nicht durch einen einfachen Eindruck auf irgend ein Sinnesorgan zu Stande kommen, sondern zunächst einer „seelischen Ursache"

entstammen, einer Erinnerung oder einer Ideenassociation,
wenn auch gerade diese letztere selbst durch einen Sinneseindruck wachgerufen worden ist. Derartige Ursachen
haben gewöhnlich eine viel stärkere emotionelle Wirkung,
als die einfachen Erregungen eines Sinnesorgans; letztere
rufen gewöhnlich nur, wenn sie sehr stark sind, Affecte
hervor, und ihre Wirkungen sind auch meist nicht sehr
tief und namentlich nicht sehr anhaltend, besonders wenn
man sie mit den auf psychischem Wege entstandenen
vergleicht.

Die Dinge liegen also so, dass — glücklicherweise —
die allermeisten Sinneseindrücke ohne jede emotionelle
Wirkung bleiben, und dass sie eine solche erst durch die
Erregung einer geistigen Thätigkeit erhalten. Fange ich
an zu zittern, wenn ich mit einer geladenen Pistole bedroht werde, so ist es offenbar nicht der Sinneseindruck,
der die Furcht hervorruft; denn die geladene Pistole sieht
nicht anders aus, als die leere, die ich gar nicht beachtet
hätte. Was geht nun im Hirn vor, wenn man in Affect
geräth durch einen Sinneseindruck, der nicht unmittelbar
auf das Gefässnervencentrum wirken kann, wie es ein
starker Knall und dergleichen kann? Um womöglich eine
einigermassen annehmbare Antwort auf diese Frage zu
finden, müssen wir von dem einfachsten Falle ausgehen,
den wir uns denken können. Es giebt ja gewiss ausserordentlich viele Möglichkeiten, die zum grössten Theil
höchst complicirt und deshalb der Analyse noch durchaus
unzugänglich sind. Aber andererseits wird auch der ein-
fachste Fall durch die Andeutung seines Zusammenhangs
die Lösung der complicirteren Probleme der künftigen
Sphäre physiologischer Forschung näher bringen.

Als ein Beispiel einfachster Art will ich folgendes

anführen, dessen Richtigkeit mir jede Mutter attestiren wird. Das kleine Kind schreit, wenn es den Löffel sieht, mit dem ihm ein paar mal eine schlecht schmeckende Medicin eingegeben worden ist; wie geht das zu?

Dieser Fall, oder ganz analoge Fälle werden ja oft genug vom psychologischen Standpunct aus erörtert, und man kann sehr verschiedene Antworten auf unsere Frage finden. „Es schreit, weil es den Löffel für die Ursache seines früheren Missbehagens ansieht," sagt man. Aber damit ist man dem Verständniss doch nicht näher gekommen. Oder: „weil der Löffel die Erinnerung an frühere Leiden wieder aufweckt," das mag ganz wahr sein, bringt die Sache aber nicht auf das Terrain der Physiologie; oder: „weil der Löffel Furcht vor künftigen Unbehaglichkeiten erregt;" aber die Frage ist ja gerade, wie das Aussehen des Löffels im Stande ist, wegen seiner früheren Verwendung Furcht hervorzurufen, d. h. das vasomotorische Centrum auf bestimmte Weise in Thätigkeit zu versetzen.

So oft das Kind mit einem Löffel Medicin erhalten hat, ist sowohl sein Geschmacks- wie sein Gesichtssinn beeinflusst worden, der erste durch die Medicin, der zweite u. a. durch den Löffel. Beide Eindrücke werden von den peripheren Sinnesorganen zum Gehirn fortgeleitet, wo sie, nachdem sie in den centralen Sinnesorganen Sensationen geworden sind (in $C.G'$ und $C.O'$ in der obenstehenden schematischen Figur), dadurch zum Bewusstsein kommen, dass sie zu den Geschmacks- und Gesichtscentren der Rinde geleitet werden, Zellengruppen in der grauen Corticalsubstanz des Gehirns ($C.G''$ und $C.O''$). Wie aber die Stimmungsausbrüche des Kindes hinlänglich zeigen, wird ausserdem der Geschmackseindruck jedesmal von $C.G'$ zum vasomotorischen Centrum $C.V$ fortgeleitet, durch welches er die Phänomene hervorruft, die Schreck,, Abscheu u. dergl. ausdrücken. Der Anblick des Löffels hat jedoch zunächst nichts an sich, was die Gefässnerven in Action setzen kann; zeigt man den Löffel einem Kinde in seinem Unschuldszustande, ehe es die Bitterkeiten gekostet hat, die er enthalten kann, so greift es nach ihm, anstatt zu schreien.

Wenn es indessen den Löffel ein paar mal in Function gesehen und gemerkt hat, dass dieser Anblick jedesmal den abscheulichen Geschmack mit sich bringt, so zeigt es sich, dass der Anblick des Löffels jetzt für sich allein die Macht erhalten hat, das Kind zum Schreien zu bringen, mit anderen Worten, sein vasomotorisches Centrum in Thätigkeit zu versetzen. Jetzt muss dieses also erregt werden können entweder von Punkt $C.O'$ aus oder von Punkt $C.O''$ zwei aus, die früher keinen Einfluss auf dasselbe hatten.

Von welchem dieser Punkte geht nun der Impuls nach $C.V$ aus, wenn das Kind den verhassten Löffel sieht? Sicher von $C.O''$, dem Rindencentrum, da dies erst das Organ ist, wo das Bild des Löffels ins Bewusstsein aufgenommen wird. Es fragt sich also, warum die Zellengruppe $C.O''$, die früher auf das vasomotorische Centrum keinen Einfluss hatte, jetzt befähigt ist, dasselbe in emotionelle Wirksamkeit zu versetzen. Wenn man sich erinnert, dass die Ursache die ist, dass ein Geschmacks- und ein Gesichtseindruck mehreremale das Gehirn gleichzeitig getroffen haben, so drängt sich sofort der Gedanke auf, dass durch diese gleichzeitigen Einwirkungen eine functionelle Verbindung zwischen den beiden erregten Zellengruppen $C.O''$ und $C.G''$ eröffnet worden ist, den Bewusstseinscentren für das Aussehen des Löffels und den

Geschmack der Medicin; so kommt es dazu, dass, wenn
$C.O''$ in Thätigkeit versetzt wird, — durch den Anblick
des Löffels — der Impuls auch auf $C.G''$ fortgeleitet
wird, von wo aus derselbe wieder — wie das bei der
wohlbekannten Kraft der Erinnerung, Gemüthsbewegungen
hervorzubringen, unbestreitbar ist, — leicht nach $C.V$ gelangen muss.*) Ich fürchte, dass die Annahme einer
neuen, bis dahin nicht angebahnten functionellen Verbindung zwischen $C.G''$ und $C.O''$ auf den ersten Blick
vielleicht wie einer der vielen Auswege aussehen wird,
welche die physiologische Psychologie nicht immer für
ihre Theorieen zu gebrauchen verschmäht hat. Es ist
verführerisch leicht, durch einen Federstrich „neue Bahnen
zu eröffnen", wenn man etwas zwischen zwei Stellen des
Gehirns besorgt haben will, die bisher in keiner gegenseitigen Verbindung gestanden haben. Wenn man sich
solche neue Bahnen durch Nervenfasern repräsentirt denken soll, so befindet man sich gewiss auf dem Gebiet
einer sehr lockeren Hypothese; denn wir haben, ausser in
den frühen Entwickelungsperioden, kein Beispiel davon,
dass Nervenfasern, die früher nicht leitend gewesen sind,
es mit einmal zu werden anfangen. Anders verhält sich
aber die Sache, wenn die Fortleitung eines Impulses von
einer Stelle zur andern durch unter einander verbundene
Nervenzellen geschieht, wie man das für die leitende Ver-

---

*) Ob das auf den Bahnen $C.G''-C.G'$ und $C.G'-C.V$ geschieht
oder auf andern, unbekannten, kann nicht entschieden werden; es liegt
aber kein Grund vor, den genannten Bahnen diese Leitung streitig zu
machen; denn sie besorgen auch eine Leitung in umgekehrter Richtung,
da die doppelsinnige Leitungskraft der Nervenfasern, die ja aus naheliegenden Gründen an den peripheren Nerven nicht an den Tag treten
kann, gewiss eine grosse Rolle in den Centralorganen spielt, wo ihre
amphicelluläre Anordnung sie begünstigt und nothwendig macht.

bindung zwischen den Puncten $C.O''$ und $C.G''$ annehmen
müsste. Die zahlreichen Phänomene der Irradiation, alltägliche und pathologische, zeigen zur Genüge, dass das
„Brechen neuer Bahnen" unter diesen Verhältnissen als
Resultat wiederholter Reize der einen oder andern Zellengruppe leicht zu Stande kommt.

Man darf sich aber bei einer so unbestimmten Vorstellung, wie sie in den Worten „einen neuen Weg eröffnen", sich ausspricht, nicht beruhigen. Man muss sich
klar machen, wie dies Verhältniss in jedem einzelnen
Falle zu verstehen ist; der neue Zusammenhang zwischen
den beiden Puncten kann vielleicht auf ganz verschiedene
Weise zu Stande kommen.

Im vorliegenden Falle sehen wir den Punkt $C.G''$,
der ursprünglich nicht in Erregung gerieth, wenn ein Impuls $C.O''$ traf, jetzt, nachdem beide Puncte einigemal
gleichzeitig in Erregung gerathen sind, auf einen in $C.O''$
eingedrungenen Reiz reagiren. Wollte man nun sagen:
Das ist ein einfaches Irradiationsphänomen, die Erregung
in $C.O''$ verbreitet sich, irradiirt durch die Zellenverbin-
dungen, nach $C.G''$, so wäre in der That dadurch noch
nichts erklärt, denn es müsste immer noch ein Räthsel
bleiben, was denn gerade die Irradiation nach $C.G''$ leitet,
da man von vornherein annehmen darf, dass sie sich
ebenso leicht auf jeden anderen in derselben Entfernung
von $C.O''$ befindlichen Punct fortleiten könnte. Unsere
Voraussetzungen berechtigen uns nicht, anzunehmen, dass
der Irradiationsvorgang sich nur nach einer bestimmten
Richtung erstreckt, obgleich es sehr leicht möglich ist,
dass er es thut; — wir müssen davon ausgehen, dass er
von $C.O''$ nach allen Richtungen radiär ausstrahlt, in seiner Stärke mit der Entfernung von diesem Puncte abnehmend.

Das, was in dem vorliegenden Falle geschieht, ist nun nicht die Bahnung eines neuen Weges in dem Sinne, dass bisher uneröffnete Bahnen fahrbar werden. Die neue Wirkung des Sinneseindrucks auf das Kind beruht nicht darauf, dass er auf einem anderen Wege fortgeleitet wird, der vorher versperrt war, sondern darauf, dass der Punct $C.G''$ in einen solchen Zustand gekommen ist, dass er stärker von dem aus $C.O''$ irradiirenden Impulse beeinflusst wird, als alle anderen Zellengruppen, zu denen er gelangt, oder richtiger, dass sie $(C.G'')$ die einzige Zellengruppe ist, die in erkennbarer Weise auf den durch die Irradiation gegebenen Impuls erwidert.

Als Grund dieser grösseren Empfänglichkeit kennen wir allein den Umstand, dass diese Zellengruppe vorher zu wiederholten Malen gleichzeitig mit $C.O''$ in Activität versetzt worden ist; dadurch ist in ihren Zellen eine Veränderung hervorgerufen worden, ein Zustand von Erregbarkeit, der sich nicht in den übrigen von Irradiation betroffenen Hirnzellen findet. Es tritt eine Summation der in $C.G''$ noch bestehenden und der durch Irradiation von $C.O''$ zugeleiteten functionellen Thätigkeit ein.*) Die Ursache dafür, dass $C.G''$ nur durch die von $C.O''$ ausgehende Irradiation erregt wird, nicht durch einen Reiz von anderen

---

*) Das Verhältniss wird vielleicht deutlicher werden, wenn man sich an das Interferenzphänomen erinnert, welches zeigt, wie eine Wellenbewegung durch den Einfluss einer ähnlichen Bewegung verstärkt werden kann. Die Irradiation, die von einem einzelnen Puncte, $C.O''$, ausgeht und sich mit stets abnehmender Stärke nach allen Seiten ausbreitet, kann mit der kreisförmigen Wellenbewegung verglichen werden, die ein in ruhiges Wasser geworfener Stein hervorruft. Trifft eine solche von $C.O''$ ausgegangene Bewegung nun eine ähnliche, früher erregte, aber noch nicht ganz verstrichene Bewegung im Gebiet von $C.G''$, so kann dies Gebiet durch Interferenz in stärkere Bewegung gerathen, als das übrige Gebiet der von $C.O''$ ausstrahlenden Bewegung.

Puncten der Rindensubstanz her, lässt sich auch ganz leicht erkennen; aber eine Untersuchung dieses Verhältnisses würde es nothwendig machen, auf andere Gebiete der Psycho-Physiologie einzugehen. Ich übergehe deshalb hier diese Frage, und das um so lieber, als es sich hier ja nur darum handelt, die Hauptrichtung des Weges zu skizziren, auf dem man sich den Erregungsvorgang zum vasomotorischen Centrum hin ablaufen denken kann, wenn es sich um die indirecten, die „seelischen" Affecte handelt.

Der eben als Beispiel aufgestellte Fall ist, wie schon bemerkt, absichtlich so simpel, so uncomplicirt wie möglich gewählt. Bei den meisten indirecten Affecten ist der Vorgang natürlich viel verwickelter, mit anderen Worten, der von aussen kommende Impuls muss einen noch weiteren Umweg im Gehirn zurücklegen, mehrere Stationen passiren, ehe er zum vasomotorischen Centrum gelangt [27]; die Grundzüge des physiologischen Vorgangs werden aber, soviel ich sehen kann, beständig dieselben bleiben: Fortleitung der Erregung von den Zellen des centralen Sinnesorgans zu den Zellen der Rindensubstanz und von diesen schliesslich zu den vasomotorischen Zellen im Mittelhirn.

Ich war so nun wohl berechtigt zu sagen (S. 63), dass der Unterschied zwischen den auf materiellem und den auf seelischem Wege erregten Gemüthsbewegungen vom physiologischen Standpunct aus nicht entscheidend, nicht einmal wesentlich ist. Das Hauptmoment für die Entstehung beider ist ein und dasselbe: die Erregung des vasomotorischen Centrums; der Unterschied liegt in der Bahn, auf welcher der Impuls dieses Centrum erreicht; dazu kommt noch, dass bei den indirecten, „seelischen" Affecten eine Erhöhung in der Stärke des Impulses eintritt

durch eine früher geweckte, noch nicht erloschene Ge-
hirnleistung, die sich zu dem aus dem äusseren Eindruck
stammenden Impuls addirt.

Es wird nun hoffentlich einleuchten, dass man —
wie ich schon in der Einleitung bemerkte, — die Sache
auf den Kopf stellt, wenn man, wie das ja oft geschehen
ist und noch immerfort geschieht, sich die Aufgabe stellt,
die physiologischen oder pathologischen Wirkungen der
einzelnen Affecte auf den Körper zu bestimmen.

Die Aufgabestellung ist im Prinzip verkehrt, denn die
Gemüthsbewegungen sind nicht Kräfte, die ausserhalb des
Körpers stehen und ihn beherrschen, und wer bei seiner
Untersuchung wirklich gewissenhaft vorgeht, wird auch
bald zu der Einsicht kommen, dass diese Aufgabe prac-
tisch unlösbar ist. Wenn man trotzdem so oft geglaubt
hat, dazu im Stande zu sein, wenn hundertfältige Beant-
wortungen der Frage nach dem Einfluss der Freude und
des Kummers, des Schrecks und des Zorns etc. auf die
physiologischen Lebensäusserungen vorliegen, so ist man
dazu nur durch eine ganz willkürliche und ganz unzu-
lässige Schematisirung gelangt, durch die man sich von
vornherein gegen jedes Phänomen verschlossen hat, das
nicht in das Schema passte. So bin ich nun auch in der
oben gegebenen Schilderung der körperlichen Äusserungen
der Affecte vorgegangen. Jeder, der diesen Schilderungen
gefolgt ist, wird leicht eingesehen haben, dass sie nur

für gewisse Fälle zutreffen, die man die typischen oder
vielleicht noch besser die conventionellen nennen könnte,
weil sie es sind, die im Laufe der Zeit in Kunst und
Litteratur allmählich eine Art von symbolischer Bedeutung
als Repräsentanten für Gruppen verwandter Phänomene
erhalten haben. Aber wir alle haben Menschen vor Freude
stumm anstatt gesprächig werden sehen, haben den
Schreck seinem Opfer das Blut in den Kopf treiben sehen,
anstatt es blass werden zu lassen, haben den Traurigen
rastlos und jammernd umherlaufen, anstatt stumm und
niedergebeugt dasitzen sehen etc. etc.; ganz natürlich, denn
ein und dieselbe Ursache wirkt verschieden auf die Gefässnerven der verschiedenen Menschen, da diese nicht
bei allen gleich reagiren, und ausserdem der Impuls auf
seinem Wege durch das Gehirn zum vasomotorischen Centrum von früheren Eindrücken verschieden beeinflusst
wird, unter der psychologischen Form von Erinnerungen
oder Ideenassociationen. Aber auch in einer anderen Hinsicht muss der, welcher sich seine Aufgabe in traditioneller
Weise stellt, den Thatsachen Gewalt anthun, nämlich
durch eine willkürliche Schematisirung der Affecte, eine
Aufstellung bestimmter Formen, wo es in Wirklichkeit
eine Unendlichkeit unmerklicher Uebergänge giebt. Das
ist eine Willkür, die vielleicht noch grösser ist, als es die
Aufstellung von sieben bestimmten Farbentönen als Repräsentanten für die ganze Farbenscala sein würde. So
etwas kann für die alltägliche Sprache zulässig und aus
practischen Gründen nothwendig sein, ist aber ganz un-
zulässig in einer wissenschaftlichen Untersuchung, wo das
nur durch Uebergehen und Vernachlässigung aller der
unzähligen Uebergangsformen geschehen kann, für welche
die Sprache eben noch keinen Namen hat.

Wie unendlich oft kommt man nicht in Verlegenheit,
wenn man entscheiden soll, unter welcher der conventionellen
Rubriken man seine augenblickliche Stimmung unterbringen
soll? Wie oft muss man sich nicht mit ganz unbestimmten
Ausdrücken dafür begnügen, dass etwas Emotionelles im
Gemüth vor sich gegangen ist („ich kam in Erregung,"
ich wurde „gereizt", mein Gemüth „kam in Aufruhr" etc.),
ohne im Stande zu sein, es unter einen der Affecte zu
bringen, für welche die Sprache Bezeichnungen hat?

Die wahrhaft wissenschaftliche Aufgabe auf diesem
Gebiete ist die, die emotionelle Reaction des vasomotorischen Systems auf verschiedenartige Einflüsse festzu-
stellen. Die Lösung dieser Aufgabe liegt noch sehr fern.

Die Aufgabe der vorliegenden Untersuchung erstreckt
sich nicht weiter als dahin, nachzuweisen, wo das Problem
zu suchen ist.

Es ist das vasomotorische System, dem wir die ganze
emotionelle Seite unseres Seelenlebens, unsere Freuden
und Leiden, unsere glücklichen und unglücklichen Stunden
zu danken haben; hätten die unsere Sinne betreffenden
Eindrücke nicht die Kraft, dasselbe in Action zu versetzen,
so würden wir theilnahmslos und leidenschaftslos durch
das Leben wandern, alle Eindrücke aus der Aussenwelt
würden nur unsere Erfahrung bereichern, unser Wissen
vermehren, uns aber weder zur Freude noch zum Zorn
wecken, uns in Kummer oder Furcht beugen.[25]

Es gilt für den vasomotorischen Apparat wie für

alle Theile des Nervensystems, dass seine Erregbarkeit
bei verschiedenen Menschen sehr verschieden ist. Bei
manchen wird er leicht in Thätigkeit versetzt, reagirt
stark auf relativ unbedeutende Impulse.

Die alltägliche Erfahrung lehrt, wie leicht manche
Menschen im Vergleich zu andern Herzklopfen bekommen,
erröthen oder erblassen, Hitze oder Kälte empfinden, und
wir wissen alle, dass diese vasomotorisch erregbaren Individuen auch die sind, welche leicht heftig oder zornig
oder übermässig lustig etc. werden. Es sind nicht nur
individuelle, oft vererbte Unterschiede, welche sich auf
diesem Gebiete geltend machen; auch mehr generelle
Verhältnisse spielen hier eine — oft höchst wichtige —
Rolle. Die Frauen, deren Nervensystem, und hier besonders gerade sein vasomotorischer Abschnitt, sich in so
mannigfacher Weise viel höher erregbar als das der Männer zeigt, sind ja auch eine viel leichtere Beute der
Affecte als das stärkere Geschlecht, und Aehnliches gilt
von den Kindern im Vergleich mit den Erwachsenen.
Wie bekannt, bedingen auf diesen Gebieten auch Rasseneigenthümlichkeiten erhebliche Unterschiede, und da wir
auf anderem Wege nicht sonderlich viel von Unterschieden
der vasomotorischen Erregbarkeit bei den verschiedenen
Menschenrassen zu wissen bekommen, dürfen wir hier
vielleicht den Schluss umkehren und von der geringeren
oder grösseren Beweglichkeit auf eine entsprechende Reizbarkeit der Gefässnerven schliessen. Eine besondere Auf-
merksamkeit — wegen der Perspective in die Zukunft,
die dadurch eröffnet wird — verdient der Umstand, dass
sowohl Individuen wie Völker im ganzen um so mehr den
Affecten unterworfen sind, auf je tieferer Bildungsstufe
sie stehen.

Die sogenannten wilden Völker sind, wenn nicht Rasseneigenthümlichkeiten in entgegengesetzter Richtung wirken, heftiger und unlenksamer, gewaltsamer in ihrer Freude, und ihrem Kummer mehr unterworfen, als civilisirte Nationen. Derselbe Unterschied zeigt sich zwischen den verschiedenen Generationen eines und desselben Volksstammes — wir sind ruhig und zahm verglichen mit unseren barbarischen Vorfahren, deren grösster Genuss es war, sich in eine sinnlose Kampfeswuth zu versetzen, die aber auch so leicht von jedem Missgeschick niedergedrückt wurden, dass sie sich um eine Bagatelle das Leben nahmen. Endlich sehen wir einen ähnlichen Unterschied unter den verschiedenen Gesellschaftsschichten einer Generation, so dass das untrüglichste Kennzeichen der „Bildung" die ruhige Selbstbeherrschung ist, mit der Schickungen ertragen werden, die den Ungebildeten zu zügellosen Ausbrüchen der Leidenschaft bringen würden.

Dies Zurückdrängen des Gefühlslebens unter der wachsenden Bildung der Individuen und der Generationen geht nicht allein Hand in Hand mit einer steigenden Entwickelung des Verstandeslebens, sondern ist zum grossen Theil ein Resultat dieser Entwickelung.

Auch das Verstandesleben ist, wenn auch in einer etwas anderen Weise als das Gefühlsleben, von der vasomotorischen Function abhängig; die intellectuellen Operationen setzen einen vermehrten Blutzufluss zum Gehirn voraus und sind dadurch bedingt; — natürlich zu anderen Theilen des Hirns als denen, die vorzugsweise mit den Gemüthsbewegungen zu thun haben.

Bis zu einem gewissen Grade existirt deshalb ein vasomotorischer Gegensatz zwischen dem Verstandes- und dem Gefühlsleben; das erstere wirkt im eigentlichen Sinne

des Wortes „derivatorisch", blutableitend auf das zweite;
und wenn Hermann von Bremen bis zwanzig zählt, so
beraubt er durch diese kleine geistige Leistung den motorischen Theil seines Gehirns einer so grossen Blutmenge,
dass er .nicht mehr länger den Drang fühlt, zuzuschlagen.*)

In derselben Richtung wirkt die Erziehung. Das
Ziel aller Erziehung — die nicht mit dem Unterricht
verwechselt werden darf — ist, das Individuum zur
Beherrschung, Bekämpfung oder Vernichtung der Triebe
anzuleiten, welche die unmittelbare Wirkung unserer körperlichen Organisation sind, die aber nicht in die gegebenen socialen Verhältnisse hineinpassen. Physiologisch
genommen könnte man die Erziehung betrachten als eine
Einübung in der Fähigkeit, einfachere, ursprünglichere
Reflexe durch höhere abzulösen oder zu beherrschen.
Auch für die vasomotorischen emotionellen Reflexe werden
wir von frühester Kindheit an zur Beherrschung erzogen,
ebenso wie für andere in anständiger Gesellschaft un-
passende Reflexe; das Kind bekommt die Ruthe ebenso,
wenn es auf Grund seines emotionellen Gefässkrampfes
vor Aerger schreit, wie wenn es sich auf Grund seiner
unbeherrschten Blasenreflexe nicht rein hält.

Im Laufe der Jahre verliert das Gefässnervencentrum
durch den Einfluss der Beherrschung und den Mangel an
Uebung mehr und mehr die Energie seiner emotionellen
Thätigkeit, und, wie wir das so oft bei erworbenen Eigen-
schaften erfahren, dies Entwickelungs-Resultat der Erziehung und des Verstandeslebens wird durch Vererbung
auf die nachfolgenden Generationen übertragen. Die Ge-

---

*) Hermann v. Br., ein Held einer Holberg'schen classischen Co-
mödie, zählt stets bis zwanzig, wenn seine Frau ihm einen Schlag versetzt hat und ist dann im Stande, ruhig zu bleiben. (Anm. d. Uebers.)

nerationen kommen mit stets trägerer und trägerer emotioneller Gefässinnervation, mit stets leichterer Innervation der Gefässnerven für die Organe der Intelligenz zur Welt. Beharrt unsere Entwickelung dabei, sich in der eingeschlagenen Richtung fortzusetzen, so erreicht sie schliesslich doch noch das Ideal Kant's, den reinen Vernunftmenschen, der jeden Affect, jede Freude oder Trauer, Angst oder Schreck — wenn er solche Anfechtungen noch erfährt — als eine Krankheit, eine Geistesstörung betrachtet, die sich für ihn nicht schickt.

Addenda.

1. In der älteren philosophischen Terminologie war das Wort „*passiones*" gewöhnlich eine gemeinsame Bezeichnung für beide Gruppen geistiger Phänomene. So stellt Cartesius 6 „*primitivae passiones*" auf: Erstaunen, Liebe, Hass, Begierde, Freude und Trauer *(De passionibus Art. 69)*, macht also keinen Unterschied zwischen den beiden Arten psychischer Erscheinungen. Ebensowenig Spinoza, der das Wort „*Affectus*" in einer ähnlich aufzufassenden Bedeutung anwendet; seine fünf Hauptarten sind: Begierde, Freude, Trauer, Erstaunen, Verachtung *(Ethices ps. III. De origine et natura affectuum)*. Später fing man jedoch an, einen gewissen Unterschied zwischen *Affectus* und *Passiones* — Leidenschaften — zu machen, sodass Affect ungefähr unserem Begriff „Gemüthsbewegung", Passionen unseren Leidenschaften entspricht. Kant unterscheidet zwischen Affecten und Leidenschaften *(passiones animi)*, ohne aber irgend eine Eintheilung der einzelnen Phänomene unter diese beiden Begriffe durchzuführen; Liebe, Hoffnung, Scham sind für ihn Affecte ebenso wie Schreck, Freude, Trauer. Und obgleich in dem neueren psychologischen Sprachgebrauch in der That stets eine Neigung vorhanden ist, aus den alten „*Passiones*" einen Begriff auszusondern, der annähernd dem entspricht, was uns hier beschäftigt, im Deutschen unter der Bezeichnung „Gemüthsbewegung", auf Französisch und Englisch „*Emotions*", so findet man doch selbst in der neuesten Zeit und in Werken von der strengsten wissenschaftlichen Haltung die Begriffe „*passion*" und „*emotion*", „Gemüthsbewegung", „Affect" und „Leidenschaft" ziemlich durcheinander angewendet, und ein Versuch der Trennung der einzelnen psychischen Erschütterungen unter diese beiden Begriffe fehlt.

Nur bei einem einzigen Autor, dem Gerichtsarzte Lion, habe ich einen Versuch gefunden, eine bestimmte Trennung zwischen Affecten und Leidenschaften durchzuführen (Affecte und Leidenschaften nach dem neuesten Standpunct der Wissenschaft und Gesetzgebung 1866). Nachdem er mit Recht die gewöhnliche Confusion dieser beiden Begriffe beklagt hat, stellt er eine Reihe diagnostischer Charactere für beide auf, allerdings, wie mir scheint, mit demselben geringen Glück, das jeden Versuch von Definitionen begleitet, der von dem unglücklichen Begriffsrealismus ausgeht, aus dem sich unsere Wissenschaften, reale wie speculative, noch immer nicht ganz herausgearbeitet haben.

2. Eine scharfe und consequente wissenschaftliche Abgrenzung könnte natürlich erst als Schlussstein einer wissenschaftlichen Untersuchung der emotionellen Phänomene erreicht werden. Für die vorläufige Verwendung an dieser Stelle kommt es glücklicherweise nicht im geringsten darauf an, eine in allen Einzelheiten durchgeführte Unterscheidung zwischen den beiden Gruppen von Phänomenen zum Ausgangspunkt zu haben; es ist uns allein darum zu thun, ein homogenes Material für unsere Untersuchung zu haben, und das ist ja nicht so schwer, da wir uns selbst, wie wir wollen, in der Wahl der psychischen Erscheinungen begrenzen können, mit denen wir uns hier beschäftigen werden.

3. Von der Rolle der Reflexion in den Leidenschaften geht auch Kant's Definition der Affecte als Empfindungen aus, die (im Gegensatz zu den Leidenschaften) keine Ueberlegung aufkommen lassen, ob man sich ihnen hingiebt oder sie bekämpfen soll (Anthropologie 3. Buch § 70).

4. Bei älteren psychologischen Autoren kann man noch den Versuch antreffen, die einzelnen Gemüthsbewegungen zu definiren; aber wir finden in diesen Definitionen keine Aufklärung über das Wesen der Affecte. In der Regel sind sie rein causal, wie die des Cartesius, wenn er z. B. die Freude definirt als: *jucunda commotio animae in qua consistit possessio boni quod impressiones cerebri ei repraesentant ut suum (l. c. Art. 91)*; für ihn wird also die Freude durch ihre Ursache, das Bewusstsein von dem Besitz eines Gutes bestimmt; was aber die Freude selbst eigentlich ist, darüber erfahren wir nichts; — so auch Kant, wenn er

das Schamgefühl definirt als: Angst aus der besorgten Verachtung einer gegenwärtigen Person (Anthropologie 3. Buch § 79).
Rein nominal ist eine Definition wie die Spinoza's: *Laetitia est
hominis transitio a minore ad majorem perfectionem (Ethices ps. III)*.

5. In Dänemark findet sich die kurze und ziemlich ober-
flächliche Darstellung von Prof. Klingberg in den „*Skandinavisk
Literaturselskabs Skrifter*", 9de *Aargang, 1813;* ausführlicher
und gründlicher ist die Darstellung von Sibbern in seinem Buche
„*Om Forholdet mellem Sjael og Legeme*", *1849;* sowie die besonders pathologische Verhältnisse behandelnde Arbeit von A. Sell
(*Om Betydn. af Sindsbevaegels. som Sygdomsaarsager. 1884*).

6. Ich habe (s. Vorlesungen über die Pathologie des Rückenmarks [*Forelaesn over Rygmarvens Patol.*] p. 455 ff.) mit der
Bezeichnung „latente Innervation" ein Phänomen bezeichnet, das
für das Verständniss vieler Krankheitserscheinungen sehr wichtig,
bisher aber von Physiologen und Pathologen nicht beachtet
worden ist; es gehen nämlich ausser den in die Augen fallenden
Impulsen vom Gehirn, welche die sogenannten willkürlichen Bewegungen veranlassen, von ihm zugleich continuirlich Bewegungs-
impulse aus, die in der Regel unter normalen Verhältnissen nicht
beachtet werden, weil sie so schwach sind, dass sie keine deutliche Contraction der Muskeln bewirken, sondern sie nur in einem
leichten Grade von Spannung erhalten. Dadurch behalten unsre
Muskeln auch bei vollkommenem Ruhezustande, z. B. im Schlafe,
einen gewissen Grad der Contraction, sodass der Körper des
Schlafenden gewöhnlich eine Stellung einnimmt, die nach dem
Tode nicht bestehen bleiben kann.

7. Eine erhöhte Thätigkeit des gefässverengernden Apparats
(Gefässspasmus, Gefässkrampf) vermag in der Regel nur die
Weite der feineren Gefässe zu verringern, deren dünne Wandung
eine relativ starke Muskelschicht besitzt; das Resultat des Gefässkrampfes ist somit eine Veränderung in der Vertheilung des
Bluts in den Gefässen, sodass die grossen Gefässe, die nicht verengert werden, mit Blut überfüllt werden, während die kleinen
Gefässe weniger Blut enthalten wie gewöhnlich, oder sich sogar
so stark contrahiren, dass gar kein Blut in sie hineingelangen kann.

8. Ich bin selbst nicht absolut sicher bezüglich der Richtigkeit der von mir oben gegebenen Erklärung des anscheinend paradoxen Verhaltens, dass der Traurige weint. Man könnte auch annehmen — und die profusen Absonderungen, die oft so intensive Anschwellung und Röthung der Weichtheile des Gesichts scheinen auch dafür zu sprechen, — dass das Weinen der Effect einer krampfhaften Gefässerweiterung ist, die demnach beim Kummer häufig im Gesicht aufträte anstatt der gewöhnlichen Gefässverengerung. Physiologische und pathologische Erfahrungen beweisen zur Genüge, dass ein und derselbe die Gefässnerven treffende Reiz bald Verengerung, bald Erweiterung der Gefässe bewirken kann, ohne dass es möglich wäre, einen Grund für den Unterschied der Wirkungen anzugeben.

9. Dass ein ganz überwältigender Kummer das Haar sehr schnell — „in einer Nacht" — bleichen kann, ist ja eine alte Erfahrung, und es liegen, auch aus der neuesten Zeit, nicht wenige ganz unzweifelhafte Beobachtungen dafür vor. Ein erfahrener und scharfblickender Beobachter, unser bekannter Irrenarzt Selmer, mit dem ich einmal darüber sprach, war geneigt, das auch von ihm als Folge heftiger Gemüthsbewegungen öfter beobachtete Ergrauen der Haare, besonders bei Frauen, darauf zurückzuführen, dass sie die grauen Haare nicht mehr so sorgfältig wie früher unter den noch normal gefärbten bei der Toilette verbergen, und er hat die frühere Farbe oft zurückkehren sehen, sobald die Patienten ihre volle Selbstbeherrschung wieder erhielten. Es mag wohl sein, dass diese Erklärung in vielen Fällen zutrifft, namentlich da, wo die Haare buchstäblich in einer Nacht ergrauen; eine so plötzliche Veränderung trotzt denn doch jeder Erklärung, selbst wenn man an die einzig dastehende Beobachtung von Landois (Virchows Archiv Bd. 35) denkt, bei der es sich um eine acute Gasentwickelung in den Haaren handelt; aber dass eine augenfällige Entfärbung der Haare in auffallend kurzer Zeit eintreten kann, jedenfalls im Laufe einiger Wochen, wenn den Leidenden schwere Sorgen drückten, davon habe ich ein paar entscheidende Fälle erlebt.

10. Der italienische Physiologe Mantegazza berichtet, dass der vor einigen Jahren Aufsehen erregende Thierbändiger Faimoli

nach einem Kampfe auf Leben und Tod mit einem Löwen, der ihn im Käfig anfiel, in einer Nacht sein Haar verlor.

In einer französischen Stadt kam es vor ein paar Jahren beim plötzlichen Zusammenbruch eines Hauses vor, dass ein junges Mädchen, das sich durch Festklammern an einen Balken rettete und mit einer Leiter heruntergeholt wurde, in den nächsten Tagen nicht nur das Haupthaar, die Augenbrauen, Wimpern, sondern auch, kurz gesagt, jedes einzige Haar am ganzen Körper verlor (s. *Arch. générales de médicine, Juni 1879, p. 746*).

Unzweifelhaft ist ein so plötzliches Ausfallen der Haare leichter erklärlich, als ein plötzliches Ergrauen, das in den Vorstellungen der Laien und in Romanen eine gewisse Rolle spielt (s. Addenda 9).

Auch die Nägel sollen, (wenn man Cardanus, *De subtilitate lb. XV,* glauben darf) unter dem Einfluss der Furcht sich abstossen, wenn auch nicht so schnell.

11. Dass der Schreck je nach seiner Stärke entweder eine Verstärkung oder eine Lähmung der Herzthätigkeit bewirken kann, ist physiologisch nicht schwer zu erklären; wenigstens gilt das für diejenige Auffassung, nach der der *N. vagus* als Bewegungsnerv des Herzens gilt und die Eigenschaft besitzt, dass jede — gleichviel wie geartete — leichte Reizung desselben die Contractionen des Herzens verstärkt, jede stärkere sie hemmt.

12. Die unwillkürlichen Blasen- und Darmausleerungen werden gewöhnlich als paralytische Erscheinungen gedeutet, bedingt durch eine Lähmung des Schliessmuskels. Ich habe an anderen Orten (s. *Hospitals-Tidende 1872 No. 30 f.* und „*Forelaes over Rygm. Patologi p. 175 ff.*) ausführlich das Irrige dieser Auffassung dargelegt. Uebrigens hat schon De Marées (l. c. p. 370) richtig vermuthet, dass es sich bei diesen Erscheinungen um einen Spasmus handeln muss. Auch in den nicht so seltenen Fällen, wo ein Schreck einen Abort veranlasst, kann ja nur von einem Krampf der dabei in Frage kommenden nicht willkürlichen Musculatur die Rede sein.

13. Wenn die sensibelen Elemente in einem der nervösen Central-Organe, Hirn oder Rückenmark, einer Reizung unterworfen werden, so treten nicht an der gereizten Stelle Empfindungen

auf, sondern am peripheren Ende der gereizten Nervenfaser; diese Empfindungen bezeichnet man nach ihrer Entstehungsart als excentrische oder projicirte.

14. Es beruht sicher auf einer Täuschung, wenn man gelegentlich ein Pulsiren dieses Blutgefässes bei einem Zornesanfall beobachtet haben will. (So berichtet die mohammedanische Ueberlieferung, „dass die grosse Ader mitten auf der Stirn des Propheten klopfte, wenn er zürnte.")

15. Man wird hier vielleicht fragen, ob die oben geschilderten Congestionen der feinen Hautgefässe nicht auch nervöser Natur sind und derselben Blutanstauung entstammen, wie die Erweiterung der stärkeren Venen. Dieser Erklärung widersprechen nun verschiedene Thatsachen. Einerseits tritt der Blutreichthum der Haut im Zorn auch auf, ohne dass die grösseren Gefässe irgend eine Erweiterung zeigen, andrerseits hat die Haut nicht die eigenthümliche bläuliche (cyanotische) Färbung, die sie bei venöser Blutüberfüllung erhält; schliesslich zeigt ein Experiment an Truthähnen, dass nach Durchschneidung gewisser Nerven, die eine active Erweiterung der Blutgefässe an Hals und Kopf unmöglich macht, selbst bei den heftigsten Wuthanfällen die hochrothe Färbung und Anschwellung ihrer Schnabel- und Halslappen unterbleibt, wie sie sonst das hitzige Temperament dieser Thiere characterisirt.

16. Bekanntlich hat Darwin den Versuch gemacht, den physiognomischen Ausdruck und die emotionellen Bewegungen überhaupt im Sinne der Entwicklungslehre zu deuten. Das ebenso unterhaltende wie anregende Buch, in dem er diese seine Beobachtungen und Theorien veröffentlicht hat (*The Expressions of Emotions*), trägt, wie alles, was aus der Feder des grossen Forschers stammt, in hohem Grade den Stempel des Genius und birgt eine Fülle feiner Beobachtungen und Bemerkungen. Aber auf diesem Gebiete sind seine Theorien nicht stichhaltig; es dürfte überhaupt fraglich sein, ob die ausgeprägt evolutionistische Richtung, in die seine bahnbrechenden Forschungen die moderne, speciell die englische, Psychologie geführt haben, als glücklich zu begrüssen ist; sicherlich nicht, soweit die Psychologie der Affecte in Frage steht, denn hier hat diese Richtung zu einer

Vernachlässigung der eigentlich physiologischen Analyse geführt und damit den einzig richtigen Weg verlassen, auf dem Malebranche, Lenhossék, Sibbern und noch manche Andere zum Ziel zu gelangen gesucht haben, und auf dem sie es auch erreicht hätten, wenn ihrer Zeit nicht die entscheidende physiologische Thatsache, die vasomotorische Function, unbekannt gewesen wäre.

17. Unter Coordination versteht man die Abmessung des Bewegungsantriebs, durch welche er gerade nur den Muskeln zufliesst, deren Mitwirkung zur Ausführung einer bestimmten beabsichtigten Bewegung erforderlich ist und durch die er jedem in dem richtigen Stärkegrade zu Theil wird. Wie ich an einem anderen Orte gezeigt habe, ist deshalb die Coordination eine angelernte Fertigkeit, nicht eine an ein bestimmtes Organ des Nervensystems gebundene angeborene Leistung, wie das so häufig angenommen worden ist. Es giebt eine Coordination, die im Gehirn vor sich geht, und eine andre, deren Sitz das Rückenmark ist. Die hier besprochene Coordinationsstörung geht zweifellos vom Gehirn aus; ich kann hier jedoch nicht näher auf diese Frage eingehen.

18. Tissot *(Traité des nerfs, T. II, ps. I, p. 358)* widerspricht Galen ausdrücklich und führt einige, zum Theil glaubwürdige, Beispiele plötzlichen Todes in einem heftigen Wuthanfall an. Indess waren Hirnblutungen in diesen Fällen die Todesursache und — bei unserer heutigen Kenntniss der Entstehung von Apoplexieen — kann man annehmen, dass eine Disposition zu einer solchen schon vorhanden war, wenn auch die Congestion des Affects die Catastrophe unmittelbar veranlasst hat.

19. Das Phänomen der Incoordination ist in der hier vertretenen Bedeutung natürlich nur bei willkürlichen Muskelactionen zu finden. Es scheint jedoch zugleich mit der Incoordination eine analoge Unsicherheit in der Innervation der Gefässe vorkommen zu können. Ob etwas Aehnliches bei den übrigen organischen Muskeln stattfinden kann, vermag ich nicht anzugeben.

20. Ich habe die vasomotorische Function bisher in einen Gegensatz zur ganzen übrigen Nerventhätigkeit gebracht, wesentlich, um die Sache zu vereinfachen; ich habe jedoch nicht verkannt, dass man vielleicht bei der Frage nach den primären

Aeusserungen der Affecte daran denken könnte, dass der vasomotorische Apparat hier nur als ein Theil des unwillkürlichen Nerven-Muskelapparats überhaupt in Frage kommt und dass es dieser letztere ist, der bei den Affecten dem übrigen Nervensystem als das primär ergriffene gegenüber steht, so dass z. B. auch die Störungen der Blasen- und Darmbewegung als primäre Erscheinungen aufzufassen wären. Da dies Problem noch nicht mit Sicherheit entschieden werden kann und seine Lösung für unsre Untersuchung keine wesentliche Bedeutung hat, will ich mich mit der Andeutung dieser Möglichkeit begnügen; andrerseits will ich jedoch noch daran erinnern, dass eine spastische Gefässverengerung unzweifelhaft die organischen Muskeln zur Contraction reizen kann, wie auch Circulationsveränderungen ihre Reflexcentra erregen können, und dass somit die Zurückführung der betreffenden Krampfzustände auf Circulationsveränderungen auf keinerlei physiologische Bedenken stossen würde.

21. Die Veränderungen im Blutgehalt der Haut müssen unter allen Umständen von Schwankungen der Blutmenge im Gehirn und den übrigen inneren Organen begleitet sein. Entweder sind die Vorgänge an den Gefässen dieselben in den inneren Organen wie in der Haut, oder die Gefässe der ersteren nehmen nicht an den Veränderungen Theil, die in der Innervation der Hautgefässe eintreten; dann muss Hyperämie der Haut eine derivatorische Blutleere der übrigen Organe, Anämie der Haut eine collaterale Blutüberfüllung in ihnen herbeiführen. Und diese letztgenannten — im Vergleich zu den Veränderungen der Haut secundären — Schwankungen des Blutgehalts können sehr bedeutend sein, sowohl weil die Haut sehr viel Blut aufnehmen kann, als auch weil sie auf motorische Einwirkungen hin ausserordentlich blutarm werden kann; man denke z. B. an die einzelnen Fieberstadien.

22. Es ist ganz eigenthümlich, dass es schon vor 200 Jahren gelang, eine vollständige vasomotorische Theorie für die körperlichen Erscheinungen der Affecte aufzustellen. Es war Malebranche, der trotz des vollständigen Mangels an physiologischen Voraussetzungen zu seiner Zeit, die weder Gefässmuskeln noch Gefässnerven kannte, den wirklichen Zusammenhang der Sache mit ge-

nialem Blick erkannt hat. In seinem berühmten Werke „*De la
recherche de la vérité*" (1674) giebt er zunächst eine der da-
maligen Physiologie entsprechende Erklärung der Betheiligung
des Herzens an starken Gemüthsbewegungen und fährt dann fort
(*Liber V*): „Ausserdem giebt es zur schnelleren und feineren
Regulirung der Lebensgeistströmungen zum Hirn Nerven, die
sowohl die Arterien des Hirns als auch die übrigen den Organen
blutzuführenden Adern umgeben."

„So kann es kommen, dass die eine unerwartete Erscheinung
oder einen andern Umstand begleitende Bewegung im Gehirn,
durch die alle Affecte verändert werden müssen, plötzlich die
Lebensgeister zu den, Arterien umgebenden, Nerven strömen lässt,
so dass die Zusammenschnürung der Arterien dem zum Hirn
fliessenden Blut den Weg versperren kann und ihre Erschlaffung
dem Blute den Weg eröffnet, das sich in allen übrigen Körper-
teilen verbreitet."

Wenn die das Gehirn mit Blut versorgenden Arterien frei
sind, und alle dem Rest des Körpers Blut zuführenden Arterien
dicht durch diese Nerven zusammengeschnürt, so muss der Kopf
voll von Blut und das Gesicht ganz blutroth werden. Wenn aber
der diese Blutvertheilung bedingende Gehirnzustand durch irgend
einen Umstand verändert wird, so erschlaffen die bisher zusammen-
gezogenen Arterien, während sich die andern im Gegentheil stark
verengern. Dadurch wird der Kopf blutleer, das Gesicht erblasst
und die geringe das Herz verlassende Blutmasse, welche die er-
wähnten Nerven in dasselbe zur Fristung des Lebens eintreten
lassen, strömt alle zu den untersten Teilen des Körpers; das
Gehirn verarmt an Lebensgeistern, und der ganze übrige Körper
wird von Schwäche und Zittern ergriffen."

In die Sprache der modernen Physiologie übertragen, geht
die Theorie M.'s also dahin, dass jeder starke emotionelle Eindruck
eine Erhöhung der vasomotorischen Innervation und damit eine
Verengerung der Arterien verursacht. Trifft diese Verengerung
die Gehirnarterien, so bekommt das Gehirn zu wenig Blut, der
übrige Körper zu viel; die Blutleere des Gehirns führt zu allgemeinen Lähmungserscheinungen. Sind es dagegen — bei einer
anderen Art des Affects — die Kopfarterien, welche frei bleiben

*

während die des übrigen Körpers sich verengern, so werden Gehirn und Gesicht blutüberfüllt.

M.'s Theorie musste natürlich in einer Zeit, wo die Physiologie, wie gesagt, nicht das Geringste von activen Veränderungen im Caliber der Blutgefässe wusste, ziemlich in der Luft zu schweben scheinen und hat wohl auch keine weitere Beachtung gefunden. Unvollständig, wie sie offenbar sein musste, und irrig in ihren Einzelheiten, ist sie doch sehr merkwürdig durch den genialen Blick, mit dem ihr Urheber die Kreislaufstörungen zum einzigen primären Phänomen der körperlichen Begleiterscheinungen bei den Affecten macht.

23. „Der Mensch hat ja nur eine Seele, die auf den ganzen Körper einwirkt, und wenn also ein einfacher Affect die ganze Kraft der Seele auf einen Punct richtet, sie ganz mit allen ihren Ideen und Empfindungen auf einen Ton stimmt, so muss auch der ganze Körper an dem Ausdruck dieses Affects theilnehmen, und jede Bewegung, jedes Glied zu seiner Darstellung mitwirken" (Engel, Ideen zu einer Mimik, Th. 1, p. 310). Man kann sich kaum einen klareren Ausdruck für die populäre Auffassung wünschen, die sich die Affecte als eine Art von Dämonen denkt, bald gute, bald böse, die gelegentlich in den Menschen hineinfahren und seine Seele beunruhigen.

24. Hier will ich auch an die Etymologie des Wortes Angst nach Max Müllers oft citirter Darstellung erinnern. Von der Sanskritwurzel ah oder anh (zermalmen, quälen, morden) kommt (Sanskrit) ahi Schlange — lateinisch anguis; ferner das lateinische ango zusammendrücken, ängstigen und angor, was sowohl die körperliche Empfindung der Beklemmung, Zusammenschnürung der Kehle (angina), als auch das entsprechende emotionelle Gefühl bezeichnet. Von derselben Wurzel stammt das gothische ages Furcht, das englische anguish, das germanische Angst, das lateinische angustiae, das französische angoisse etc.

25. Noch lehrreicher sind die Fälle, wo emotionelle Ausbrüche durch nicht adaequate Ursachen hervorgerufen werden. Ich habe dies Phänomen niemals von andern Autoren erwähnt gefunden, auch scheint es selten zu sein, doch habe ich einzelne Fälle beobachtet. Einer dieser Fälle betraf einen sehr intelligenten,

durchaus nicht nervösen Mann, bei dem ich öfter eine wunde
Stelle an der Zunge mit einem stark schmerzenden Aetzmittel be-
handeln musste. Jedesmal trat bei dieser Operation auf dem
Höhepunct des Schmerzes ein heftiger Anfall von Lachen auf,
obgleich es dabei gewiss nichts zu lachen gab. — Bei einer
Dame, die in Folge eines Hirnleidens an einseitiger Lähmung
litt, deren geistiges Leben aber durchaus nicht gelitten hatte,
war während ihrer Krankheit der eigenthümliche Fall eingetreten,
dass sie jedesmal heftig zu lachen anfing, wenn man ihr eine
traurige oder ärgerliche Nachricht brachte, während ihr durchaus
nicht lächerlich zu Muthe war. — Man sieht leicht, dass ein
Fall wie der zuletztgenannte bei genauer Analyse einen sehr ent-
scheidenden Beitrag zur Lösung der uns hier beschäftigenden
Frage liefern müsste. Leider fiel meine Beobachtung in eine
Zeit, wo ich mich noch nicht eingehend mit dieser Sache be-
schäftigte.

26. Aus der letzten Zeit liegen Experimente von Bechterew
in St. Petersburg vor (s. Neurolog. Centralblatt 1883, Nr. 4),
durch die B. den Beweis geführt glaubt, dass der Sehhügel
„hauptsächlich den sogenannten Ausdrucksbewegungen und den
expressiven Lauten vorsteht." Das geht nun aus seinen Versuchen sicher nicht hervor, dagegen können dieselben allenfalls
als Beweis dafür gelten, dass emotionelle Bewegungen noch zu
Stande kommen können, nachdem die Hemisphären zerstört sind.

27. Da manchmal eine blosse „Erinnerung", ohne durch
irgend einen Sinneseindruck geweckt zu sein, eine Gemüthsbewegung hervorrufen kann, allein durch innere Hirnvorgänge, so
kann der Vorgang für den Moment vielleicht doch noch einfacher
sein, als in dem im Text gewählten Beispiel; immerhin ist dabei
ein Vorgang in der Vergangenheit vorauszusetzen — eine Begebenheit, die eine dauernde Veränderung gewisser Hirnzellen hervor-
gebracht hat, — und dieser Vorgang muss, streng genommen,
mit zu dem ganzen emotionellen Process gerechnet werden, wenn
er auch durch eine Zwischenzeit vom letzten Gliede des Pro-
cesses geschieden ist.

28. Ich weiss nicht, ob eine ähnliche Auffassung der Affecte
schon früher einmal geltend gemacht worden ist; jedenfalls findet

sich davon in der wissenschaftlichen Psychologie keine Andeutung. Spinoza kommt dieser Anschauung vielleicht am nächsten, in soweit als er die körperlichen Affecterscheinungen nicht von einer seelischen Bewegung abhängig macht, sondern sie neben die letzteren, sogar fast in die erste Reihe stellt, wie aus folgender, von ihm gegebener Definition hervorgeht: „*Per Affectum intelligo corporis affection es quibus ipsius corporis potentia augetur, vel minuitur — juvatur, vel coërcetur, et simul harum affectionum ideas*" (Ethic. p. III). — Aber er verfolgt diese Seite der Sache nicht weiter.

In einem italienischen Buche aus dem vorigen Jahrhundert, das den curiosen Titel trägt: *Della Fisionomia, Principj derivati dall' Anatomia, dalla Fisiologia, e Dinamica del corpo umano per mezzo de' quali si distinguono Gli Aristocratici, ed i Realisti dai Democratici, di Girolamo Bocalosi, V. Ed. Milano, anno VI repubbl."* — das aber sonst eine ganz wissenschaftliche Haltung hat, finde ich (p. 20 f.) folgende Erörterung: *Jo chiamo passione d'un corpo quella tal tendenza e disposizione che hanno le parti componenti, e il tuttinsieme di qualunque corpo a un tale e tal movimento e azione qnalunque, dipendente da una causa estrinseca, e per cui quella data azione è necessario effetto di quella tal causa."*

„Se questa è la vera definizione delle passioni in genere, noi avremo adesso una limpida idea della parola passione, e vedrassi ora da questo, che dalla tal data organizzazione d'un Uomo, dalla struttura de' suoi nervi, de' suoi vasi, e della tempra ed equilibrio de' suoi umori dee dipender la natura, la diversità, e l'energia maggiore o minore delle sue passioni. A parlar dunque propriamente le passioni sono negli organi dell' Uomo, e non nello spirito, e così le loro buone o rie qualità, dalla costruzione dipender devono di tutto l'organico, mentre lo spirito non sembra che un attributo di quello o se si vuole, ci non agisce che in consequenza della natura e testura dell' organo."

Der Verfasser scheint sich hier der von mir vertretenen Auffassung stark zu nähern; aber der letzte Passus des angeführten Stückes, den er nicht näher ausführt, lässt doch, wie mir vorkommt, seinen Standpunct wieder etwas unklar erscheinen.